紧密型县域
医疗卫生共同体建设

典型案例 2022

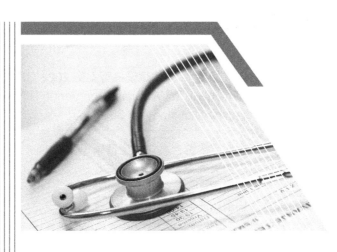

国家卫生健康委员会基层卫生健康司
国家卫生健康委卫生发展研究中心　组织编写

人民卫生出版社
·北 京·

版权所有，侵权必究！

图书在版编目（CIP）数据

紧密型县域医疗卫生共同体建设典型案例 . 2022 /
国家卫生健康委员会基层卫生健康司，国家卫生健康委卫
生发展研究中心组织编写 . —北京：人民卫生出版社，
2022.7（2022.9 重印）

ISBN 978-7-117-33281-1

Ⅰ. ①紧… Ⅱ. ①国…②国… Ⅲ. ①医疗卫生服务
– 案例 – 中国 Ⅳ. ①R199.2

中国版本图书馆 CIP 数据核字（2022）第 107264 号

人卫智网	www.ipmph.com	医学教育、学术、考试、健康，购书智慧智能综合服务平台
人卫官网	www.pmph.com	人卫官方资讯发布平台

紧密型县域医疗卫生共同体建设典型案例 2022
Jinmixing Xianyu Yiliao Weisheng Gongtongti
Jianshe Dianxing Anli 2022

组织编写：国家卫生健康委员会基层卫生健康司
国家卫生健康委卫生发展研究中心
出版发行：人民卫生出版社（中继线 010-59780011）
地　　址：北京市朝阳区潘家园南里 19 号
邮　　编：100021
E - mail：pmph @ pmph.com
购书热线：010-59787592　010-59787584　010-65264830
印　　刷：北京机工印刷厂有限公司
经　　销：新华书店
开　　本：710 × 1000　1/16　印张：17
字　　数：245 千字
版　　次：2022 年 7 月第 1 版
印　　次：2022 年 9 月第 2 次印刷
标准书号：ISBN 978-7-117-33281-1
定　　价：50.00 元

打击盗版举报电话：010-59787491　E-mail：WQ @ pmph.com
质量问题联系电话：010-59787234　E-mail：zhiliang @ pmph.com
数字融合服务电话：4001118166　E-mail：zengzhi @ pmph.com

紧密型县域
医疗卫生共同体建设典型案例 2022
编　委　会

主　编　聂春雷　傅　卫　甘　戈

副主编　秦江梅　胡同宇　姜伟林

编　委　聂春雷　傅　卫　甘　戈　秦江梅　胡同宇

　　　　姜伟林　傅　济　张艳春　张丽芳　林春梅

　　　　孟业清　王　鑫

前　言

　　紧密型县域医疗卫生共同体(简称县域医共体)工作已经成为深化医改、推进分级诊疗体系建设的重要内容。三年来,县域医共体建设试点地区立足"强县域、强基层",在医共体管理体制、运行机制、服务模式等方面深化改革、细化措施,取得积极进展和成效。一是政策制度不断完善,紧密型县域医共体建设提速扩面。山西、浙江由省人大立法,出台地方法规固化改革成果,安徽、广东、河南等15个省份已全面启动县域医共体建设工作。二是"四个共同体"格局不断深化。"一把手工程"夯实"责任共同体",创新县域卫生治理;人财物整合落实"管理共同体",提高管理效率;服务同质化措施打造"服务共同体",为分级诊疗奠定基础;医保打包支付激活"利益共同体",医保协同改革作用显著。三是县域整体服务效能提高,促进分级诊疗效果明显。县域医共体建设试点地区牵头医院专科能力和基层医疗服务能力得到加强,患者回流和下沉;医保基金县域内支出率稳步提升,县域内总住院率下降,并且实际报销比例提高,实现医保和居民的双赢局面。

　　国家卫生健康委员会基层卫生健康司、国家卫生健康委卫生发展研究中心一直高度重视县域医共体建设典型案例收集工作,2021年出版的《紧密型县域医疗卫生共同体建设典型案例2021》精选53篇县域医共体建设典型案例,宣传和传播了各地县域医共体建设创新做法和典型经验,起到示范和引领作用,推动各地积极探索和勇于创新,同时激发了各地总结典型经验的积极性。2022年,我们继续通过地方推荐、现场调研和会议交流等形式,收集230余篇稿件。通过专家精心梳理和筛选,本书共纳入55篇典型案例,共七个部分:省市级层面推动落实、综合施策、助力基层卫生服务能力提升、机制体制创新、信息化建设、医防融合探索、民营医院及中医联盟参与,各部分按照行政区划排序。

感谢各地卫生健康行政部门、县域医共体和有关专家提供的典型材料,感谢各位专家对典型案例的精心筛选。我们将继续围绕紧密型县域医共体建设工作编写典型案例,欢迎各地踊跃投稿。本书难免存在不足之处,敬请各位读者提出宝贵意见。

国家卫生健康委员会基层卫生健康司
国家卫生健康委卫生发展研究中心
2022 年 5 月

目　录

第一部分　省市级层面推动落实

第二部分　综　合　施　策

第三部分 助力基层卫生服务能力提升

第四部分　机制体制创新

第五部分　信息化建设

第六部分　医防融合探索

第七部分　民营医院及中医联盟参与

第一部分

省市级层面推动落实

县域医共体改革实践与探索

安徽省

县域医疗卫生共同体（简称县域医共体）改革，是安徽省在完成县域综合医改后，积极探索的又一项原创性改革创新。改革从 2015 年开始组织实施，2018 年全省覆盖完成阶段性改革任务。2019 年，着力推进县域医共体建设内涵提质升级，创新"两包三单六贯通"（医保基金、基本公共卫生资金打包，结余留用，合理超支分担；建立政府办医责任、内部运营管理、外部治理综合监管三个清单；围绕乡镇居民看病就医问题，在专家资源下沉基层、常见病多发病诊疗、药品供应保障、医保补偿、双向转诊、优化公共卫生服务等六个方面实现上下贯通，有效缓解基层群众看病难看病贵问题。）的改革路径，打造紧密型县域医共体，2020 年实现更高层次上的县域全覆盖。2021 年，在 8 个县市开展县域医共体医防融合试点。安徽省县域医共体探索从 1.0 时代迈向 4.0 时代，走过一条从破冰性试点，到波浪式前进、螺旋式上升的改革实践。

一、主要做法

（一）顶层设计，从破冰试点到螺旋式上升

针对传统农村三级医疗卫生服务网络不够健全，新的运行机制尚未很好建立；医疗卫生机构重医疗、轻预防，相互之间竞争多于合作；慢性病管理不能适应农村老龄化、防治未实现有效融合；县级医疗服务能

力相对较弱,患者就医无序等县域医疗卫生形势,安徽省聚焦实际,立足国际视野,认真研究美国有关医疗集团等国际管理经验,经过深度研究和广泛调研,2014 年向安徽省委全面深化改革领导小组提出县域医共体改革思路。**一是县域医共体 1.0 时期。**经省委、省政府同意,2015年 2 月,安徽省深化医药卫生体制改革领导小组办公室(简称医改办)等五部门联合印发《关于开展县域医疗服务共同体试点工作的指导意见》,首批选择天长市、阜南县等 15 个县(市)先行试点探索,即县域医共体 1.0 版本。试点地区总体呈现县(市)外患者回流县(市)内、县(市)级医院常见病和慢性病向乡镇卫生院转移的良好态势,天长市、阜南县等县(市)成为全国县域医共体示范。**二是县域医共体 2.0 时期。**2017年 3 月,安徽省省长李国英到天长市开展"暗访式"调研,并召开专题会议研究综合医改工作。根据省长调研指示精神,安徽省人民政府办公厅印发《安徽省人民政府办公厅关于全面推进县域医疗共同体建设的意见》(皖政办〔2017〕57 号),对推广"天长"模式、实现县域医共体全覆盖进行全面部署。安徽省相继扩大试点范围,2018 年安徽省实现全省75 县(市)县域医共体全覆盖。**三是县域医共体 3.0 时期。**2018 年 9 月,国家卫生健康委在山西省运城市召开全国县域综合医改现场会,医共体在全国面上推广,倒逼安徽持续深化改革。2018 年 12 月 28 日,安徽省委书记李锦斌批示要求安徽省医改"立足新起点,整装再出发",为落实省委省政府决策部署,安徽省卫生健康委、安徽省医改办组织深入调研,提出紧密型县域医共体改革"两包三单六贯通"思路。根据国家推进医共体改革有关部署,2019 年 5 月,安徽省人民政府办公厅印发《安徽省人民政府办公厅关于推进紧密型县域医共体建设的意见》,提出紧密型县域医共体的省级顶层设计和"两包三单六贯通"建设路径。2019年,在 37 个县(市)开展建设试点,2020 年在 59 个县(市)共组建 124个紧密型县域医共体,实现更高层次上的全省县域全覆盖。完成县域医共体 3.0 版历时 2 年。**四是县域医共体 4.0 时期。**2021 年,安徽省在天长市、濉溪县等 8 个县(市)开展"紧密型县域医共体 + 医防融合"试点,试点县(市)通过建立健全医防融合体制机制、创新医防融合工作机制、创新医防融合工作模式、建立医防融合清单,促进县域医共体进入

4.0 的新阶段。

（二）整合县域资源，构建服务共同体

由县域内二级以上非营利性综合医院牵头，与乡镇卫生院、村卫生室等基层医疗卫生机构组建紧密型县域医共体，引入专业公共卫生机构参与，实行医共体内人、财、物统一管理，打造整合型医疗卫生服务体系，全省 59 个县（市）组建 124 个紧密型县域医共体，围绕乡镇居民看病就医问题，在专家资源下沉基层、常见病多发病诊疗、药品供应保障、医保补偿、双向转诊、优化公共卫生服务等六个方面上下贯通，有效缓解基层群众看病难、看病贵问题。

（三）实行清单制管理，构建责任共同体

建立政府办医责任、内部运营管理、外部治理综合监管三个清单，实行清单制管理，厘清责任边界，明晰运行关系。**一是建立政府办医责任清单 15 条**。重点明确政府对公立医疗卫生机构规划、发展、建设、补助、债务化解等内容，加强县域医共体党的建设。各试点县委、县政府高度重视，加强对公立医院基础建设、大型设备购置、人才培养、债务化解等工作的财政投入。安徽省凤阳县、金寨县、舒城县等地成立中共县委卫生健康委工作委员会（简称县委卫健工委），加强党对医疗卫生事业的领导。**二是建立医共体内部运行管理清单 12 条**。重点明确人、财、物等资源三要素统一调配、医疗医保医药等业务统一管理、信息系统统一运维。全省县域医共体实现了中心药房全覆盖，保障了基层药品供应。医共体内部信息化互联互通，50% 的县域医共体实现完全互联互通。**三是建立外部治理综合监管清单 22 条**。重点厘清监管内容、监管要素、监管流程等，加强对各级各类医院维护公益性等方面的监管，开展改善医疗服务专项行动，加强医院感染（简称院感）防控管理督查工作。

（四）落实"八个统一"，构建管理共同体

紧密型县域医共体在运营管理上坚持"八个统一"。统一行政管理，

县乡一体化,乡村一体化。**统一人员管理**,牵头医院拥有医共体内部人事管理自主权、乡镇卫生院院长任免权。**统一财务管理**,统一管理、独立核算。**统一绩效考核管理**,牵头医院制定并落实医共体内统一的医疗服务收入结算与分配办法,体现多劳多得、优绩优酬。**统一医疗业务管理**,全面的质量控制(简称质控)和安全管理,建立严格转诊病种目录,加强转诊质量管理。**统一药械业务管理**,牵头医院组建医共体中心药房。**统一医保基金管理**,牵头医院负责成员单位医保基金预算、拨付、考核、分配。**统一信息系统**,信息系统统一由牵头医院信息中心运营维护。特别是医共体牵头医院拥有医共体内部人事管理自主权,59 个县(市)均认真落实,由牵头医院抽调骨干力量,任乡镇卫生院院长,有效提升基层医疗卫生机构的管理水平,促使医共体内部上下联动。

(五)密切利益共享,构建利益共同体

打包城乡居民基本医保基金和基本公共卫生服务资金,结余留用,合理超支分担,建立紧密型利益纽带,激发医共体内部活力,提高医务人员工作积极性。2020 年,全省 20 多个县域医共体医保基金有结余,其中濉溪县结余 6 300 万元,已连续 4 年有结余;凤阳县结余 3 100 万元,主要用于医务人员绩效奖励,充分调动医务人员积极性。霍山县由县政府出资 900 万元、县域医共体集团出资 360 万元,共同建立激励资金池,全部用于激励乡、村两级医务人员。

(六)推进医防融合,构建健康共同体

突出牵头医院临床专科预防保健职能,整合医共体公共卫生业务,强化医共体健康促进中心统筹管理,创新医防融合筹资机制,提升"两包"资金使用效率,规范结余留用激励机制,健全医防综合考核机制,推动医防信息化融合,创新慢性病一体化服务模式,提升医共体慢性病诊疗能力,建立服务清单,加强健康促进。理顺体制机制,促进县域专业公共卫生机构参与医共体建设,划分责任区域,分片包干,指导基层开展公共卫生服务,夯实基本公共卫生服务的主体责任,提升基本医保基金和基本公共卫生服务资金使用效率,促进医共体更加注重防治融合

和健康管理,关口前移,全面保障人民群众身体健康。

二、典型经验

县域医共体是对县域医药卫生管理体制和运行机制的重大变革,涉及重大利益调整。安徽省综合施策,统筹推进,扣紧县域医共体改革的关键环节,起到了很好的效果,促进社会治理体系和治理能力现代化。

(一)党建引领

医共体牵头医院是县域具有较大影响力和较大规模的机构,其党组织关系多数隶属于县直机关工委;乡镇卫生院的党组织关系多数隶属于乡镇党委。实施医共体改革后,资金"打包",乡镇卫生院院长的任免权交给牵头医院党组织,将县级政府部门的管理权限下放。安徽省成立县委卫健工委,作为县委的派出机构,强化党对医共体的领导和管理,实现管行业与管党建的融合,实现管党建与管业务的融合,这是医共体管理体制的重大突破。金寨等县将县委卫健工委进一步延伸到县医保局和县药监局,有效推进三医联动,进一步健全县域医药卫生治理。

(二)编制周转池

安徽省创新编制周转池制度,较好解决了医共体编制难题。各医共体牵头医院原有编制多为20世纪末核定,编制数与县级医院实际开放床位数、医务人员数量差距较大,对医务人员职称评定、养老保险等影响较大。在编制只减不增的总体要求下,一方面,部分机构有编不用;另一方面,县级公立医院无编可用。安徽省深化改革,统筹全省各类事业单位存量编制,根据公立医院编制缺额情况,核增公立医院编制,用于人才引进培养。3年来,为全省118家县级公立医院核增周转编制2万余名,为县域医共体牵头医院人才队伍建设提供有力保障。同时,安徽省还将医共体乡镇卫生院编制边界打通,乡镇卫生院编制总量在医共体各乡镇卫生院之间统筹使用,有效盘活资源。

(三)医共体向民营医院开放

安徽省在县域医共体建设之初,就将民营医院纳入改革范畴,把县域二级以上综合性非营利性民营医院纳入牵头医院规划。全省 6 家非营利性民营医院牵头医共体,乡镇卫生院人、财、物管理体制不变,协调共商;在医疗服务、医保管理、药械服务、信息化互联互通、绩效考核等方面统一管理。来安家宁医院医共体建设"公私联改"取得较好成效,凤台县凤凰医院医共体乡镇卫生院表现出的活力更大。部分民营医院加入医共体,实行统一技术规范、统一质控标准、统一医保制度、统一收费标准、统一服务监管,促进民营医院服务更加规范。

三、取得成效

(一)分级诊疗格局初步构建

2020 年,安徽省试点县(市)县域内住院人次占比达到 76.7%,比 2019 年增加 3.1 个百分点;2018—2020 年,安徽省试点县(市)县域内就诊率均超过国家要求的 90% 以上,2020 年达到 96.0%,其中天长市、宁国市、来安县、蒙城县、太和县等多地持续稳定在 95% 以上;2020 年,安徽省试点县(市)县域内基层医疗卫生机构门急诊人次占比达到 64.1%,比 2019 年增加 3.3 个百分点,位于全国前列。

(二)基层医疗服务能力不断提升

2020 年,每个试点县(市)"优质服务基层行"活动达到服务能力基本标准和推荐标准的机构数量平均为 7.7 个,比 2019 年的 4.5 个平均增加 3.2 个;2020 年,试点县(市)县域内基层医疗卫生机构中医药门急诊占比达到 24.2%,比 2019 年增加 3.0 个百分点,比同期全国试点地区平均水平高 4.7 个百分点。

（三）人民群众得实惠

老百姓在乡村就可以享受到县级医院专家服务,在县级医院就可以享受到省市级医院专家,甚至是"国家队"专家服务,个人卫生支出低于30%,县域内医保报销达到70%左右,人民群众的获得感和幸福感明显增强。"两包三单六贯通"被评为2019年全国"推进医改服务百姓健康"十大新举措;天长市、濉溪县、来安县、蒙城县和宁国市的医共体经验做法入选国家医共体工作专刊。

多措并举　健全县域医共体推进机制

福建省

"十三五"期间,福建省以世界银行贷款中国医疗卫生改革促进项目为契机,将紧密型县域医共体建设作为推进分级诊疗制度建设的重要举措,持续深化县域综合医改,着力提升县域医疗服务能力,在 2020 年实现医共体建设县域全覆盖。

一、主要做法

(一) 试点先行稳步推进

2017 年底,福建省在全省各设区市分别选择 1~2 个县(市)开展医共体建设试点;2018 年,以世界银行贷款中国医疗卫生改革促进项目为契机,总结推广三明经验,将县域医共体试点扩大到全省 41 个县(市);2019 年,在总结前期经验基础上,制定出台全省紧密型县域医共体建设实施方案,进一步明确提质扩面的工作目标,细化改革任务措施;2020 年,60 个医共体试点县(市)均组建了医共体,实现县域全覆盖;2021 年,推进 41 个首批县域医共体试点县达标建设;2022 年,将重点推进 2020 年 19 个县域医共体扩面任务县加快达标建设。

(二) 完善县域医共体建设政策

2019 年,在总结全省前期试点经验基础上,福建省卫生健康委等五部门联合印发了《关于印发推进紧密型县域医疗卫生共同体建设实施方案的通知》,明确了医共体建设的原则、路径和目标,并从完善县域医疗卫生服务体系、强化政府办医职责、深化管理体制改革、提升县域医疗卫生服务能力等四个方面提出了18项重点工作任务。2021年,针对基层普遍反映的"龙头"不够强,基层"短板"多的问题,省卫生健康委、省财政厅联合制定了《福建省县域医共体能力提升项目实施方案(2021—2025年)》,并以省政府办公厅名义印发了《福建省2021—2023年加强基层医疗卫生人才队伍建设实施方案》,启动实施"县域医共体能力提升项目(2021—2025年)"。

（三）建立对口联系制度

建立省卫生健康委领导联系设区市、机关处室对口县域的医共体建设工作指导机制,制定《关于加快推进紧密型县域医共体建设工作的通知》,由省卫生健康委领导班子带队分赴对口联系点进行分类指导调研,一方面,指导已建县域医共体进一步理顺内部运行机制,重点指导永泰县等26个国家紧密型县域医共体试点县加快体制机制创新,结合实际找准突破口,打造当地的特色亮点;另一方面,认真总结前期试点经验,扩大县域医共体建设覆盖面。通过督导调研,挖掘各地医共体改革成效和亮点,梳理各地遇到的困难和问题,并将调研发现的问题及建议书面反馈各地,督促整改落实。

（四）强化跟踪监测

加强对已建成县域医共体运行情况的动态监测,形成各县域医共体重点任务进展台账。制定《医共体扩面任务进展情况摸底表》,对19个2021年有扩面任务的县(市)工作进展进行调查,对工作滞后的县(市)定期跟踪。会同福建省医疗保障局(简称医保局)出台了《福建省卫生健康委员会　福建省医疗保障局关于做好紧密型县域医共体建设效果监测工作的通知》(闽卫基层函〔2020〕560号),将全省60个有县域医共体建设任务的县(市)纳入监测范围,并将监测结果反馈至各设区市医改领导小组,指导各地坚持目标导向,推动各县域优质卫生资源共享和下沉基层,提高县域医保基金使用效益。

(五)开展培训交流

连续 2 年举办全省紧密型县域医共体建设视频培训班,加强政策解读,并邀请福建省尤溪县、石狮市、将乐县、南平市建阳区,浙江省德清县等分别从医保打包支付、医疗资源下沉、医防融合等角度交流当地县域医共体典型经验做法。多次组织各地参加国家卫生健康委卫生发展研究中心组织的医共体片区交流会、线上交流会,帮助各地进一步开拓工作思路,凝聚共识、明晰方向,推动医共体建设向纵深发展。

二、取得成效

(一)大部分县域医共体已达到国家评判标准

2020 年,福建省 60 个县域医共体县(市)有 35 个达到国家紧密型县域医共体建设评判标准。2021 年,通过省级指导、市级协调推动,首批 41 个试点县(市)初步自评均已达到国家评判标准。根据国家卫生健康委《2020 年紧密型县域医共体建设试点成效监测报告》,福建省国家试点县综合得分位居第 3 名,达到紧密型县域医共体标准的试点县占比为 84.62%。

(二)医疗资源下沉效果初步显现

2020 年,全省县域医共体任务县基层诊疗量占比为 65.29%,其中全省首批 41 个试点县(市)基层诊疗量占比较上年提高 4.46 个百分点。监测数据显示,2021 年,全省县域医共体建立消毒、影像、心电、病理、检验、远程会诊等"六大中心"累计为基层医疗卫生机构服务 373.77 万人次,基本实现"基层开单、上级诊断",促进优质医疗资源辐射基层;全省县域医共体牵头医院帮助基层开展新技术新项目 240 个,支持开展特色专科 117 个,组织专家对基层医疗卫生机构开展业务培训 1 331 次,县域医共体牵头医院选派专家下基层坐诊 28 861 人次,1 442 名牵头医院医务人员参与基层医疗卫生机构家庭医生签约服务。

（三）基层医疗服务能力得到提升

截至 2021 年,经省级或设区市复核,全省 8.83%(98 家)的基层医疗卫生机构达到推荐标准、49.37%(548 家)的基层医疗卫生机构达到基本标准,12 家基层医疗卫生机构通过社区医院建设省级评估。

（四）群众满意度逐步提高

省卫生健康委委托第三方开展的全省二级以上公立医院出院患者满意度调查结果显示,2019—2021 年,县域医共体任务县牵头医院出院患者满意度分别为 88.69 分、90.39 分、90.91 分,呈逐年上升趋势。

高质量推进紧密型县域医共体建设

河南省

2018 年以来,河南省勇于担当、攻坚克难、多措并举,全力以赴高质量推进紧密型县域医共体建设,探索了一条符合河南实际和群众需求的整合型医疗卫生服务体系建设新路子。

一、高位推动改革

2018 年,河南省政府召开全省县域综合医改现场推进会,确定 28 个县(市)试点探索紧密型县域医共体建设。2019 年,36 个县(市、区)列为国家医共体建设试点。2020 年,全面推开紧密型县域医共体建设。2021 年,将高质量推进紧密型县域医共体建设纳入省委常委会"我为群众办实事"重点项目清单、省委全面深化改革工作要点和政府绩效考核目标,并列入省委督导平台进行督办。省委、省政府召开全省高质量推进紧密型县域医共体建设电视电话会议,专题安排部署改革任务。中共河南省委全面深化改革委员会办公室(简称省委改革办)、河南省卫生健康委建立工作台账,动态监测、定期通报、及时督办、对账销号,对工作推进不力的进行通报、约谈及问责。各县(市)建立完善领导和工作推进机制,党政主要负责同志负总责、亲自抓,完善政策措施,强化督导督查,全力推进改革。

二、完善顶层设计

河南省先后印发《河南省人民政府办公厅关于加快推进紧密型县域医疗卫生共同体建设的指导意见》(豫政办〔2020〕9号)、《河南省紧密型县域医共体建设操作规范手册(试行版)》《关于建立高质量推进紧密型县域医共体建设成效评估机制的通知》(豫改办发〔2021〕9号)、《关于完善基层医务人员保障激励政策的意见》(豫卫基层〔2020〕12号)、《转发关于印发公立医院党委会会议和院长办公会议议事规则示范文本的通知》(豫卫党〔2021〕13号)、《河南省卫生健康委员会关于实施紧密型县域医疗卫生共同体药事服务统一管理工作的通知》(豫卫药政〔2019〕15号)、《河南省卫生健康委关于全面加强紧密型县域医共体信息化建设的意见》(豫卫信息〔2020〕4号)、《河南省卫生健康委关于推进妇幼健康服务融入紧密型县域医疗卫生共同体建设的通知》(豫卫妇幼〔2021〕3号)、《关于开展乡村医生"乡聘村用"工作的指导意见》(豫卫基层〔2020〕18号)等配套政策文件,细化明确改革目标、路径和要求,压实责任,规范内容,提升标准,为高质量推进紧密型县域医共体建设提供基本遵循、技术支撑和政策保障。

三、扭住关键环节

一是优化重塑服务体系。根据县域内医疗卫生资源结构和布局,每个县(市)组建1~3个县级公立医院牵头的医共体,实现紧密型县域医共体建设全省全覆盖。全省103个县(市)(含济源市,下同)共组建190个医共体,覆盖365个县级公立医疗卫生机构、1755个乡镇卫生院、102个社区卫生服务中心和115个社会办医院。**二是改革外部管理体制。**103个县(市)全部成立由县级党委、政府牵头,机构编制、发展改革、财政、人力资源社会保障、卫生健康、医保、药监等部门组成的医共体管理委员会(本文简称医管委),统筹医共体建设的规划布局、投入保障、人事安排、政策制定和考核监管等重大事项,制定医管委、卫生健康等行政部门及医共体三方权责清单,出台医共体绩效评估办法。县(市)委书记全部兼任医管委主任,医管委办公室设在县级卫生健康委。**三是健全内部运行机制。**103 个县(市)均制定医共体章程,101 个县(市)成立医共体党委,健全医共体党委会和院长办公会议事决策制度。102 个县(市)实行医共体人、财、物等统一管理,按照集团化管理、一体化运行、连续化服务的模式,推行党务、行政、人员、业务、药械、财务、绩效、信息等统一管理,出台县、乡分级诊疗病种目录,完善医共体内部、医共体之间和县域外转诊管理办法,推行分级诊疗。**四是改革医保支付方式。**95 个县(市)对医共体实行医保基金总额付费管理,建立结余留用、合理超支分担激励约束机制。以县域内当年城乡居民基本医保筹资总额为基数,预留一定比例的风险调剂金、质量保证金和大病保险资金后,按县域医共体覆盖参保居民数量确定预分额度,年初预算、按月预付、季度评估、年终清算。县域医共体牵头医疗卫生机构负责与县域内其他医共体、医药机构之间的医保基金结算和县域外转诊审核工作,县域外就诊发生的医保费用从医共体年预分额度中支出。96 个县(市)自启动医共体建设以来动态调整了医疗服务价格。**五是加大财政保障力度。**99 个县(市)按每床每年 3 000~5 000 元的标准对公立医院重点学科发展和人才培养进行投入,83 个县(市)将县级医疗卫生机构和基层医疗卫生机构财政投入资金统一拨付医共体统筹使用,97 个县(市)对医共体实行基本公共卫生服务经费按医共体常住人口总额预算、统筹使用管理。**六是深化编制人事改革。**97 个县(市)医共体内县级医疗卫生机构和基层医疗卫生机构的编制统筹使用,85 个县(市)对公立医院探索实行员额制管理,87 个县(市)对公立医院探索实行编制备案制管理,84 个县(市)探索建立编制周转池制度。97.6% 的县(市)落实医共体在人员招聘、岗位设置、中层干部聘任、内部绩效考核、收入分配、职称聘任等自主权,98.7% 的县(市)探索建立"县招乡用、乡聘村用、轮岗派驻"人才使用管理机制。96 个县(市)出台落实"两个允许"要求的薪酬制度改革文件。

四、提升服务效能

以县域医疗中心和县级医院重点专科、专病中心建设、三级医院创建为抓手,提升县级医院服务能力与管理水平。采取"县带乡、乡管村"的方式,推动人才、技术等下沉,激发乡镇卫生院运行活力,巩固村卫生室阵地。疾病预防控制中心、妇幼保健院等专业公共卫生机构向县域医共体派驻兼职副院长和技术骨干,开展技术指导、业务培训。打造医共体信息化平台,建立远程会诊、远程心电、远程影像、检查检验、病理诊断和消毒供应等中心,发展互联网+医疗健康。135 所县级综合医院、83 所县级中医院、18 所县级妇幼保健院通过"二甲"评审,全省县域 37 所综合医院、13 所中医院、3 所妇幼保健院设置为三级医疗机构,建成 105 个县域医疗中心。87.5% 的乡镇卫生院(社区卫生服务中心)服务能力达到国家基本标准,308 所达到推荐标准,546 所达到社区医院标准,16 所升级为二级医院。所有县(市)人民医院、中医院上联全省远程医疗综合服务平台,103 个县(市)制定县域医共体信息化建设方案,63 个县(市)建成县域医共体信息化平台,54 个县(市)初步实现医疗卫生机构、基本公共卫生、综合监管等信息互联互通,97 个县(市)建成县域会诊中心,98 个县(市)建成县域心电中心,92 个县(市)建成县域影像中心,87 个县(市)建成县域检验中心,83 个县(市)建成县域病理中心,89 个县(市)建成县域消毒供应中心。

五、强化示范引领

采取走出去、引进来的方法,广泛组织省、市、县赴浙江省、安徽省、山西省等地考察学习先进经验,支持周口市、平顶山市及郸城县、息县、郏县、巩义市、宝丰县、濮阳县、新野县、永城市、中牟县等一批市(县)创新政策、先行先试、积累经验,充分发挥先进典型示范引领和辐射带动作用,使学有榜样、赶有目标。人民日报、光明日报、中央电视台、健康报等新闻媒体先后报道河南省典型经验做法。息县、郸城县、郏县先后获国务院 2018 年、2019 年、2020 年真抓实干督查激励表彰。河南省卫生健康委党组书记、主任阚全程荣获"2019 年度推进医改服务百姓健康十大新闻人物",郸城县入选"2020 年度推进医改服务百姓健康十大新举措",周口市委书记荣获"2021 年度推进医改服务百姓健康十大新闻人物"。

以机制带运行促实效
推进县域医共体建设可持续发展

广东省

2020 年,广东省县域医共体建设重点是"立柱架梁",共出台 15 个县域医共体内部运行指南,各试点县(市、区)基本建立外部治理、内部运行、监管评价等三大机制。2021 年,广东省继续深化县域医共体改革,进一步完善顶层设计,以机制带动县域医共体运行,提升县域医共体的现代化管理和服务水平,推进县域医共体建设可持续发展。

一、主要做法

(一)多部门联动,加强省级顶层设计

一是健全完善县域医共体深层次的治理和运行机制。2021 年 6 月,广东省卫生健康委、中共广东省委机构编制委员会办公室、广东省财政厅、广东省人力资源和社会保障厅四个部门联合印发《关于进一步推进广东省紧密型县域医共体建设深入可持续发展的意见》,**明确以"八个坚持"原则、"七个进一步"措施,**破解制约广东省县域医共体建设的政策"瓶颈",推动构建全省县域医共体建设新发展格局。"七个进一步"即进一步把握县域医共体建设总体原则;进一步加强政府责任落实外部治理责任;进一步加强部门协同落实责任和利益共同体;进一步加强对县域医共体放权自主管理责任;进一步发挥绩效评价"指挥棒"作用;进一步完善县域医共体医防协同机制;进一步构建闭环县域医疗卫生

服务体系。**二是形成政策合力,推动县域医共体落实药品耗材统一采购配送**。县域医共体内基层医疗卫生机构药品耗材采购议价能力和药事管理不高,且地理位置比较分散、交通不便,常因采购量值少、配送公司配送问题导致结构性缺药。广东省卫生健康委与广东省药品监督管理局印发了《关于广东省紧密型县域医共体落实药品耗材统一采购配送有关事项的通知》,进一步推进广东省紧密型县域医共体落实药品耗材统一采购配送,保障基层医疗卫生机构和群众药品耗材需求,提高县域医疗卫生资源配置和使用效率。此外,广东省卫生健康委联合有关部门制定《关于紧密型县域医共体财务统一管理的实施意见(试行)》(粤卫规〔2021〕9号)、《关于广东省紧密型县域医共体落实药品耗材统一采购配送有关事项的通知》(粤卫规〔2021〕6号)、《县域医共体开展基层医务人员"三基"培训实施方案》等政策文件。

(二)细化工作流程,出台县域医共体内部运行指南

广东省卫生健康委坚持优化布局,不断细化工作流程,共印发紧密型县域医共体运行指南17个,涉及慢病管理中心运行、双向转诊运行、分片区组团式帮扶实施、医疗质量统一管理、药械统一管理、消毒供应中心运营、区域急救体系闭环运作、区域胸痛中心运行、创伤救治中心运行、卒中中心运行、统一信息系统建设目标需求、区域心电诊断中心建设与运行、区域医学影像诊断中心建设与运行、肿瘤综合防治中心运行、中医治未病中心运行、联合门诊和联合病房运行、双向转诊管理中心运行。此外,广东省卫生健康委组织制定《县域医共体肿瘤防治管一体化试点建设工作方案》等运行管理文件,不断完善县域医共体内部运行管理。

(三)开展试点建设,促进县域医共体内部医防协同

广东省坚持以人民健康为中心、预防为主,进一步完善医防协同机制,推进县域医共体分工协作,开展为期1年的紧密型县域医共体医防协同试点。**一是健全县域医共体内慢性病医防融合管理机制**。以高血压、糖尿病为切入点,发挥县域医共体的组织优势,完善县域医共体内慢性病医防融合管理机制,提升县域医共体内县镇村一体化的慢性病

医防融合管理能力。**二是建立县域医共体内常态化医防融合工作制度。**利用临床健康教育、健康处方等方式,将预防和健康促进贯穿于临床诊疗全过程。**三是建立县域医共体与县级疾病预防控制机构互通的常态化工作机制。**做到人员、信息、资源互通,推动专业公共卫生机构与县域医疗卫生服务体系的高效协同。**四是建立县域医共体与县级疾病预防控制机构合作的常态化工作机制。**如社区诊断、健康促进、健康筛查、县域群体性健康危险因素干预等方面。**五是建立县域医共体内医疗卫生机构与县级疾病预防控制机构协同监测机制。**县域医共体内所有医疗卫生机构纳入省多点触发疾病防控预警系统,增强县域对重点传染病、新发传染病、突发不明原因疾病和异常健康事件的早期预警与早发现、早报告、早处置能力。

(四)加强绩效评价,强化正向激励,政府高位推动

为强化正向激励,更好调动和发挥地方政府主导、部门协作推进县域医共体改革发展的积极性、主动性和创造性,经广东省人民政府同意,广东省卫生健康委、广东省财政厅、广东省人力资源和社会保障厅、广东省中医药局等4部门联合对2020年广东省紧密型县域医共体建设真抓实干成效明显的4个地市和7个县域予以通报激励,发文至广东各地级以上市和县(市、区)人民政府,进一步推动广东省县域医共体建设。2021年,广东省卫生健康委联合省财政厅、省人力资源和社会保障厅、省乡村振兴局、省中医药局等5个部门,印发了《关于2021年度紧密型县域医共体建设绩效评价工作安排的通知》(粤卫基层函〔2021〕28号),明确了对2021年度紧密型县域医共体建设绩效评价的具体工作安排,继续启动以市级政府或市医改领导小组名义评价各县管委会的绩效评价工作,推进机制建设、资源下沉及分级诊疗,确保方向不偏离。省级多部门进行省级调研性复核,将真抓实干、成效明显的地市和县(市、区)提请省政府予以通报表扬。

(五)加强监测工作,确保县域医共体良性发展

广东省卫生健康委印发了《广东省卫生健康委办公室关于加强紧

密型县域医共体建设监测工作的通知》，成立广东省紧密型县域医共体建设监测工作专家组，并聘请国家级专家作为顾问，对各地市县域医共体建设进展监测与分析，以地市为单位每半年出具一份监测分析报告，为政府和部门决策提供参考。同时引导各地紧盯县域医共体紧密型评判标准及监测指标，完善监测制度，对本地县域医共体建设起到监管责任，全面掌握工作进展与方向，强化各项监测指标数据的使用，为工作导向提供决策依据。通过监测指标，对方向偏离、慢作为、有虹吸现象的县域医共体及时纠偏，查找原因，防微杜渐，改进完善。

二、取得成效

（一）县域分级诊疗格局进一步形成

2020 年，全省县域内住院率为 85.1%，较上年同期提高 1.0 个百分点；实施医共体改革的 70 个县（市、区），基层就诊率为 67.1%，较 2019 年提高 1.1 个百分点，基层住院占比为 27.2%，较 2019 年提高 3.0 个百分点，患者逐步回流县域、回流基层。广东省在 2020 年开展的全国分级诊疗制度建设绩效考核中名列全国第一。

（二）基层医疗服务能力明显提升

2020 年，开展紧密型县域医共体建设试点县（市、区）基层医疗卫生机构中医药门急诊占比达到 31.2%，比 2019 年增加 2.2 个百分点；慢性病患者规范管理率达 74.1%，比 2019 年增加 4.1 个百分点；每个县（市、区）"优质服务基层行"活动达到服务能力基本标准和推荐标准的机构数量平均为 4.4 个，比 2019 年增加 0.5 个。乡镇卫生院开展一、二级手术，甚至三级手术的占比在持续提升；牵头医院帮助基层开展的新技术新项目数量平均每个基层医疗卫生机构达到了 10 项，较 2019 年平均增加 3 项。

（三）人民群众就医体验和健康获得感明显提升

医共体建设实现了各种优质资源的下沉和省、县、镇（乡）的协同联动，让人民群众在家门口就医体验明显改善。和平县县域医共体"六大中心"向乡镇卫生院和村卫生站提供远程诊断、检验、消毒用品供应等服务，让人民群众就近在乡镇卫生院以一级医院的收费，享受到县级医院的优质服务；化州市开展省县镇村四级协同下医共体肿瘤早防早治和管理的闭环体系建设，让人民群众在家门口就能享受到省级医院的诊疗服务，就医体验大幅提升。

惠民生不忘初心　保健康砥砺前行
稳步推进紧密型县域医共体高质量发展

新疆维吾尔自治区

2021 年以来,新疆维吾尔自治区坚持以人民健康为中心的发展理念,按照"保基本、强基层、建机制"的总体要求,加快推进紧密型县域医共体高质量发展,持续"强县域、强基层",为推进分级诊疗制度建设和健康新疆建设打下坚实基础。

一、主要做法

(一)聚焦堵点难点,政策壁垒逐步突破

根据新疆维吾尔自治区党委、政府的决策部署,2021 年 4 月,新疆维吾尔自治区卫生健康委会同自治区党委编办、人力资源和社会保障厅、财政厅、医疗保障局联合印发《关于加强绩效考核和监测评价　全面推动紧密型县域医疗卫生共同体高质量发展的通知》(新卫基层卫生发〔2021〕2 号)。2021 年 11 月,自治区卫生健康委会联合自治区财政厅、医疗保障局联合印发《关于推进紧密型县域医疗卫生共同体实行基本医疗保险总额付费管理的通知》(新医保〔2021〕119 号)、《关于开展紧密型县域医共体建设评判工作的通知》(新卫基层卫生发〔2021〕4 号)和《关于加强县域医共体内药事管理工作的通知》(新卫药政发〔2021〕1 号),对编制使用、人事薪酬、绩效分配、医保支付、药事管理、监测评估等方面做出了一系列要求,全面落实基层医疗卫生机构"公益一类保

障、公益二类绩效""允许编制在县域内统筹使用""医保结余资金纳入医共体业务收入,主要用于提高医务人员绩效待遇,分配时应向基层倾斜"。目前,自治区县域医共体建设顶层设计已基本完成,县域医共体建设跨入了高质量发展的快车道。

各地聚焦县域医共体建设的关键环节精准发力,推动各项改革工作落实落细,全区共有 11 个地(州、市)转发自治区或印发本级县域医共体指导性文件。**一是人事制度改革扎实推进。**部分地区已允许编制在县域内统筹使用,用好用足空余编制。富蕴县横向使用编制,开展在岗人员能力评估,依据能力进行二次定岗,做到量才用人、人尽其才,推动内部人才柔性流动。沙雅县打通医疗集团各成员单位人才流通渠道,实行全员统筹调配使用,对医疗集团成员单位人才进行调配。**二是"公益一类保障、公益二类绩效"逐步落实。**哈密市允许基层医疗卫生机构医疗收支结余的 30%、基本公共卫生服务项目补助资金和国家基本药物补助资金的 50% 用于绩效工资。沙雅县实行财务"一本账",从各成员单位每月医疗收入中提取 3% 作为医疗集团互助金,用于医疗集团各成员单位均衡发展,基层医务人员工资水平同比提升 22.3%。**三是医保支付方式改革实现突破。**在昌吉回族自治州,首诊在基层并逐级转诊的患者可提高 5% 报销比例,首诊直接到上级医疗机构未逐级转诊的降低 15% 报销比例,县域医共体内向下转诊取消起付线,向上转诊需补齐起付线差额。

(二)坚持党政主导,主体责任不断夯实

各级党委、政府把推动基层改革作为保障人民群众健康和生命安全、破解群众看病难和看病贵问题的出发点和落脚点,推进县域医共体建设高质量发展。**一是顶层谋划,高位推动。**自治区人民政府副主席、自治区深化医药卫生体制改革领导小组组长刘苏社同志深入基层一线开展县域医共体建设调研,两次出席自治区县域医共体建设培训班,并在培训班上从抓实组织领导、优化整合资源、深化综合改革、推进医防融合和加强绩效评价等五个关键环节对自治区县域医共体建设进行了全面安排部署。**二是交流学习,实地指导。**举办三期县域医共体建设

培训班,组织 7 个地(州、市)30 人赴山西省介休市调研学习县域医共体建设的经验做法。配合国家卫生健康委分别在自治区拜城县和富蕴县召开国家紧密型县域医共体片区经验交流会。邀请国家专家组对田地区和哈密市县域医共体建设进行实地指导和业务培训。**三是优化布局,整体推进**。各地统筹规划县域医共体建设,稳步推动医疗卫生工作重心下移、优质资源下沉。和田地区地委、行署针对县域医共体推进工作的难点堵点,优化完善县域医共体配套政策,层层压实建设责任,每月核查推进进度、每月召开专题推进会,排名靠前的县(市)分享经验,排名靠后的县(市)表态发言。巴州 8 县 1 市均将县卫生健康委主要领导调整为县域医共体党委书记,统筹推进县域医共体建设。

(三)狠抓能力建设,县域医疗服务能力持续提升

各地着力补齐县级"治大病"的短板,强化基层服务能力建设,提高县域整体医疗资源配置和使用效率,群众健康获得感不断增强。**一是上级医院帮扶推动县级医疗机构服务能力持续提升**。自治区人民医院托管和田地区皮山县、洛浦县人民医院,有效提升县级医院管理和服务质量。哈密市建成向上联接北京大学人民医院、郑州大学第一附属医院、新疆维吾尔自治区人民医院等三级医院,向下覆盖县(区)乡镇的远程会诊系统。**二是多措并举提升基层医疗卫生机构服务能力**。县域医共体牵头医院建立常态化工作机制,采取科室包联、常驻帮扶和短期派驻等方式,将牵头医院优质技术和服务向基层延伸。同时对基层分院医护人员开展进修轮训,针对医疗、护理、院感管理等方面开展定期检查指导,有效提升了基层分院医疗质量与服务能力。吐鲁番市、喀什地区推进医疗人才"组团式"援疆向基层延伸。新源县突出乡镇卫生院特色,打造"慢病管理中心""急诊中心""中医民族医康复中心""中医理疗中心",实现县乡两级错位发展。**三是加强基层医疗卫生机构医疗质量和患者安全**。自治区在全区范围内开展基层医疗卫生机构 66 个基本病种诊疗能力的调查。托克逊县牵头医院帮助基层分院实验室建立质量控制机制,提升整体检验质量及技术水平。**四是推动基层卫生人才队伍提质增效**。自治区选派基层全科医生赴杭州市、上海市和成都

市社区卫生服务中心开展跟班学习;依托乌鲁木齐市卫生协会集中开展基层骨干医师脱产培训,依托新疆医科大学、新疆伊犁哈萨克自治州友谊医院和喀什大学集中开展乡村医生集中轮训,累计培训学员 2 479人,推动基层卫生人才队伍建设。**五是规范双向转诊流程。**各地畅通转诊绿色通道,统一内部转诊流程和县外转诊办法,完善县域医共体内部、县域医共体之间和县域向外转诊管理规范,建立双向转诊通道和转诊平台,形成以人为本的闭环服务链。喀什地区通过调研和大数据分析,确定县级医院医疗服务病种 926 种,乡镇卫生院医疗服务病种 77种,村卫生室医疗服务病种 23 种。

(四)突出上联下通,信息融合加速推进

全区加速推进信息互联互通,逐步实现全区县域医共体动态数据获取、建设进度管理、运行数据分析,有效为基层减负赋能。**一是加强县域信息平台建设。**自治区投入本级专项资金 733 万元开展信息系统升级改造工程,重点加强自治区紧密型县域医共体监测平台建设,构建上联国家卫生健康委紧密型县域医共体监测平台,下通地(州、市)、县、乡、村的六级信息网络。争取中央财政专项资金 5 760 万元,支持 32 个脱贫地区搭建县域医共体数据管理平台,对接自治区紧密型县域医共体监测评价平台,补充完善县域医共体建设中基层医疗卫生机构暂缺业务应用系统。巴州投入 3 800 万元推进医疗信息化及“互联网 + 医疗健康”项目建设。各县市和州直公立医院已经完成电子病历、实验室信息系统(laborary information system,LIS)、医院信息系统(hospital information system,HIS)、医学影像存档与通讯系统(picture archiving and communication system,PACS)系统改造升级。**二是逐步打通“信息孤岛”和“业务壁垒”。**各地采取多种方式加强信息化建设,打通县域医共体各成员单位间“业务壁垒”,实现网上预约、医疗服务、公共卫生服务、财政管理、人事管理和绩效管理等技术支撑。博尔塔拉蒙古自治州通过建立信息化服务平台,实现州人民医院、乡镇卫生院、村卫生室、社区卫生服务中心等医疗卫生机构统一接入、统一标准,数据互联互通,实现县域内各医疗卫生机构信息系统融合。**三是利用信息化技术,提升精**

细化管理水平。哈密市利用信息化手段精准核定 82 名牵头医院派驻指导乡镇卫生院专科医生的绩效工资。富蕴县结合全民健康体检工作，通过医疗大数据的整合，建立慢性病管理系统，整理分析慢性病患者诊疗信息数据，及时向医生和患者推送随访提醒信息，做到患者、医生、管理人员信息互通。沙湾县依托县域远程会诊平台，将县乡两级医疗卫生机构信息系统深度融合，乡镇卫生院各种检查在第一时间由县医院各专科医生分析，结果及时回传，实现医疗资源的共享，患者的就诊时间等候和费用明显减少。

二、取得成效

截至 2021 年底，全自治区共组建 106 个县域医共体，覆盖 89 所县级人民医院、59 所县级中医医院、69 所县级疾病预防控制中心、67 所妇幼保健机构和 950 个基层医疗卫生机构。

（一）县域医疗卫生服务体系进一步完善

乡镇卫生院和村卫生室 100% 标准化建设成果持续巩固，自治区县级医院远程医疗覆盖率达到 100%，县域内远程医疗网络覆盖到 1 002 个基层医疗卫生机构，覆盖率为 83.76%，同比增长 4.7%。全自治区已有 58.3% 的县（市、区）开展县域医共体信息平台建设。

（二）基层医疗卫生服务能力不断提升

2021 年，各县域医共体牵头医院累计帮助基层开展新技术新项目 965 个，同比增长 22.8%；县域内基层医疗卫生机构门急诊占比不断提高，同比增长 6.9%。

（三）分级诊疗体系逐步形成

截至 2021 年底，共有 69 个县（市、区）开展检验检查结果互认，累计下转患者为 53 932 人次。已有 24 个县（市、区）开展医保基金打包付费工作，同比增长 26.3%。

（四）群众就医获得感明显提升

牵头医院主动下沉优质医疗资源到基层,各族群众在家门口以一级医疗卫生机构诊疗费用享受到二级医疗卫生机构的诊疗服务,患者自付比例明显降低,有效缓解了基层群众看病贵、看病难、看病远问题。

牢固树立示范引领意识
全方位推动一体化改革

山西省晋城市

近年来,山西省晋城市委、市政府高度重视县域医疗一体化改革工作,2020 年荣膺山西省首个省级县域医疗卫生一体化改革示范市。2021 年是"十四五"的开局之年,为巩固一体化改革已有良好态势,晋城市坚持顶层设计与基层卫生探索有机结合,持续攻坚克难,确保一体化改革迈好第一步、见到新气象。

一、主要做法

(一)完善体制机制,进一步驱动改革引擎

一是强化顶层设计。发挥示范市引领作用,在充分调研各县(市、区)医疗卫生发展实际的基础上,印发《关于进一步推进县域医疗卫生一体化改革示范市建设的实施方案》。突出示范引领、"一县一特"的改革思路,一方面补短板、强弱项,另一方面塑造亮点、提升服务质量。**二是加强组织领导**。2021 年 9 月 26 日,市委副书记、代市长薛明耀主持召开全市医改工作电视电话会议,将一体化改革任务纳入各县(市、区)党委、政府年度目标责任考核,明确县级党政主要负责人是一体化改革的第一责任人,市、县两级政府一位负责同志统一分管卫生健康、医疗保障、药品监督(市场监管)三个部门。**三是完善运行机制**。出台《晋城市完善公立医院综合改革和县域医疗卫生一体化改革政府投入

政策的实施意见》，进一步明确政府办医责任、拓展资金筹措渠道、细化政府投入内容、完善绩效评价体系和强化监督管理。

（二）聚焦突破创新，进一步增强改革动力

作为山西省唯一的县域医疗卫生一体化改革示范市，晋城市奋力攻坚克难，不断推动改革重难点工作落实。**一是在推进医疗集团文化建设方面，**出台《关于加强医疗集团文化建设的指导意见》，建立以县医院文化为主体、对乡镇卫生院实行同质化管理的文化体系，搭建文化宣传平台，突出建设医疗集团卫生健康思想文化、品牌文化和廉政文化。2021年4月24日，举行医疗集团文化建设启动仪式，全面推进医疗集团文化建设，对外加强文化宣传矩阵建设，对内提升职业礼仪修养，引领医疗行业新风尚，塑造医务人员新形象。**二是在医保打包付费改革方面，**晋城市卫生健康委、市医疗保障局多次召开专题会议研究、讨论试点方案，深入医疗集团了解情况，最终确定在高平市开展试点工作，2022年正式组织实施。**三是在推进院长年薪制方面，**认真借鉴福建省三明市医改经验，出台《推进县级医疗集团目标年薪制薪酬制度改革工作的实施意见》，实行医疗集团目标年薪全员覆盖，医疗集团党委书记和院长目标年薪制，由县级政府确定工资总额，经考核后发放；医疗集团内实行目标年薪，由医疗集团分类核定人员薪酬。年薪制改革与医保支付方式改革有很强相关性，为进一步用好医保资金，统筹好两项改革，在高平市试点院长、书记年薪制改革。**四是在推进信息化建设方面，**以智慧医疗建设为突破口，投入798万元，建成全市区域影像数据中心，实现二级及以上公立医院医学影像智能辅助诊断、远程影像诊断、电子云胶片、医疗大数据决策等功能，完成市县两级医院影像图片及报告的全域采集与共享，形成患者全生命周期影像数据链。

（三）坚持因地制宜，进一步找准改革路径

按照"一县一特"建设思路，各县（市、区）因地制宜开展工作。泽州县全面加强医院服务管理能力，组建博士工作站，引进介入医学科带头人并成立介入科，年开展介入手术400余例；大胆尝试民营与医疗集

团合作新模式,完成"医、康、养"一体化的泽州县医疗集团康复医院分院建设。阳城县探索重点疾病医防融合模式,通过增设备、强技术等措施,开展上消化道肿瘤、乳腺癌和宫颈癌早诊早治项目。陵川县与河南省新乡市第一人民医院建立康复科专科联盟,与 5 名陵川籍在京博士建立远程门诊,全面提升诊疗技术,进一步方便老百姓看病就医。沁水县建立中医药集中配送平台,建成中医巡诊服务点 20 个,派驻中医师定期到服务点开展巡诊服务。高平市以信息化建设为突破口,成功通过电子病历 4 级,积极申报 5 级,拓展 5G+ 智慧医疗应用场景,与山西省人民医院实现 5G 床旁会诊,启动"互联网 + 智慧中医药"一体化服务项目,积极推进互联网医院和智慧病房建设。2021 年,高平市被评为国家首批 5G 医疗应用优秀案例甲级示范单位。

(四)突出能力建设,进一步筑牢改革底板

一是提升县级牵头医院医疗服务能力。开展三级医院"组团式"帮扶县级医院工作,通过讲座、查房、会诊、带教等方式进行业务指导,每年派驻医护人员约 200 人次。城区针对紧缺人才、高层次人才和学科带头人分别采取常态化招聘、带编招聘(协议工资)和年薪制等多维度的人才招聘工作,引进人才 180 人,其中高层次人才 34 人。**二是强化基层医疗卫生机构能力提升。**开展县级医疗集团"门诊建在乡镇"和"一科带一院"帮扶工作,医疗集团每年参与巡诊、义诊医务人员 400 余人次。通过"一科带一院"提高乡镇卫生院服务能力,重点打造特色分院。持续扶持经济薄弱地区基层医疗卫生机构建设,为基层配备价值 450 万元的 18 类 31 台相关设施设备。为加强基层人才培养力度,全市投入 260 万元,开展重点学科骨干和守正创新中医人才培养计划。针对常见病、多发病的基层诊断、治疗等相关知识,为全市基层医疗卫生机构开展 7 次业务培训,培训 8 770 人次。**三是加强家庭医生签约服务能力建设。**为满足全市人民多层次健康需求,每年从城乡居民门诊统筹基金预算总额中按照每人不低于 20 元的标准,为参保的签约居民支付家庭医生签约服务费和医事服务费,建立家庭医生签约服务平台,为家庭医生团队配备一名健康管理师,进一步提升群众的满意度和获得感。

二、取得成效

（一）县域患者呈现回流和下沉

2020年，尽管受到疫情影响，但是与改革前（2018年）相比，晋城市各县（市、区）县域内就诊率上升3.8个百分点，县域内基层医疗卫生机构门急诊人次数上升14.1%，基层中医药门急诊占比上升1.6个百分点。县域内患者和医务人员满意度均在95%左右。

（二）县域医疗服务能力稳步提升

一是牵头医院医疗服务能力有所提升。与改革前（2018年）相比，牵头医院出院患者三、四级手术比例上升5.4个百分点，牵头医院医疗服务收入占医疗总收入的比例上升4.0个百分点。**二是基层医疗服务能力稳步提升**。积极开展"优质服务基层行"活动，全市达到推荐标准的基层医疗卫生机构占20%；与2018年相比，全市基层医疗卫生机构医疗服务收入占医疗收入的比例上升2.1个百分点，慢性病患者基层医疗卫生机构管理率上升0.86个百分点。

强化四项机制
打造可持续发展的紧密型县域医共体

福建省泉州市

福建省泉州市在世界银行贷款中国医疗卫生改革促进项目试点基础上，因地制宜整合县域医疗卫生资源，建立市级统筹、高位推动、县级主导、部门协同推进机制，坚持建设和运营并重、利益和责任共享，创新打造"六个一体化"、可持续良性发展的紧密型县域医共体，县域医疗资源配置和效能明显提升，县域和基层医疗卫生服务能力持续提高，分级诊疗格局逐步形成，群众获得感明显提升。

一、主要做法

（一）强化高位推动，建立医共体建设运营推进机制

一是坚持市级统筹、高位推动。依托以市（县）委书记为组长的市、县两级医改领导小组统筹推进医共体建设；泉州市委常委会（市委全面深化改革委员会、市深化医药卫生体制改革领导小组）每年召开会议，听取各试点县医共体建设汇报。医共体组建初期，市、县领导及时解决医共体建设中存在的问题，尤其是县域内医共体框架的搭建等，及时厘清政府、医共体和监管部门三张权责清单等。市本级每年安排"县域医共体专项资金"700 万元、安排基层医疗卫生单位"高学历"专项补助500 多万元，县级按照 1：2 配套资金。**二是坚持县级主导，部门协同。**项目县党委、政府领导主责主导本县医共体建设和运营；县级财政按照

政策足额安排公立医院和基层医疗卫生机构补助资金、乡村医生养老保障补助资金等。部门协同推进,医保部门推进医共体医保基金打包支付工作;财政部门推进补助资金、专项资金打包和管理;人力资源和社会保障部门试点下放县域人才招聘权限,在职称晋升、薪酬待遇等方面激励上级医疗卫生机构人才下沉帮扶;编制部门推行县域医疗卫生人才"编制池"管理、实行公立医疗卫生机构人员备案管理等。**三是坚持全过程监管、绩效考核导向。**定期开展医共体建设效果跟踪评价监测并通报进度,每年对县域医共体、医保基金打包支付等年度绩效进行考核,并与资金拨付、绩效奖励发放挂钩。

(二)强化顶层设计,完善建设运营并重的运行机制

一是坚持规划先行、分步实施。根据全市经济发达、人口众多(3个县域人口超百万)、县域经济较为发达、县域内医疗卫生资源较多,且石狮、晋江、南安、安溪等县(市)均有三级医院等市情,探索形成具有泉州特色的《泉州市紧密型县域医疗卫生共同体建设实施方案》(泉卫基层〔2020〕121号)。该方案是全市县域医共体六年(2020—2025年)建设规划方案,涵盖了建设和运行的三项机制、八大任务、三十项阶段工作,把共同的发展目标作为县域各医疗卫生机构共同追求的目标;同时,提出3个阶段性"全覆盖"建设目标(即2020年实现县域医共体建设全覆盖,2022年实现县、乡医疗卫生机构服务能力达标基本全覆盖,2025年每县至少一家牵头机构具备三级医院服务能力基本全覆盖)。**二是坚持一县一策,分别建设。**泉州市鼓励各地因地制宜,结合当地人口、医疗资源分布和区域的地理特征,组建1~3个医共体建设,整合优化县域医疗资源。其中晋江市组建3个医共体,德化、安溪组建2个医共体,其余县(市)组建1个医共体。**三是坚持建设运营并重、边运营边完善。**起始阶段,重点落实医院章程、权责清单、内设机构、打包支付等;建设阶段,重点落实以人员统筹、财务和药械统一等"六个一体化管理""两个打包支付"(将基本医保基金、基本公共卫生服务资金打包给医共体统一管理)等;运营阶段,重点落实建设成效,重点考核服务能力提升、资源下沉、新技术开展等30项监测指标,通过PDCA

（Plan-Do-Check-Act）管理手段引导再建设再完善，推进不理想指标螺旋式提升。

（三）强化内生动力，形成责任共担、利益共享机制

一是推动"三个打包支付"，构建利益共同体。 落实好医共体内医疗卫生资源均匀分配，财政包干经费、医保基金、国家基本公共卫生服务项目和重大公共卫生服务项目等专项资金由医共体统筹管理，规范使用。通过嵌入医保基金打包支付，加快混合型医保支付方式改革，建立总医院内部经济利益纽带，出台《紧密型县域医共体医保基金打包支付和绩效考核实施方案》，实行"结余留用、合理超支分担"，2020 年实际拨付医保基金 46.7 亿元、当期结余 2.2 亿元，2021 年预拨 50.5 亿元。将基本公共卫生服务资金、基本药物补助等列入打包支付范畴摆上议事日程；同时，县级财政足额安排公立医院和基层医疗卫生机构补助资金，并打包给县域医共体，保障县级公立医院和基层医疗卫生机构的基础设施、设备建设、重点学科发展、信息化建设、公共卫生服务、人才培养、运行经费和政策性亏损补贴等。**二是推动"六个一体化"管理，推进医共体高效平稳运营。** 在全省首创六部门联合推出《紧密型县域医共体"六个一体化"运行规范》，指导县域医共体内部实现行政管理、人力资源管理、财务管理、医疗质量管理、药械管理和信息系统建设运维等一体化管理，推动医共体一体化运营、同质化管理、均等化服务平稳运行。

（四）强化资源下沉，打造医防融合的服务机制

一是坚持数字化赋能，优质资源下沉。 建成泉州市居民健康信息系统，对接全市 2 300 多家各类医疗卫生机构 HIS，实现居民健康档案同步更新；推进区域 PACS 数据采集、储存、调阅，避免重复检查，全市已有 79 家医疗卫生机构开展检查检验结果互认；建设分级诊疗信息系统和远程会诊视频系统，覆盖 8 个县级总医院及 165 个基层医疗卫生机构，"六大中心"远程服务基层覆盖率达到 90% 以上，县域胸痛中心、卒中中心辐射带动作用凸显。**二是开展组团式帮扶，提升县域和基层服**

务能力。泉州市按照市帮县、县帮乡、中心卫生院帮扶一般卫生院的思路,实现优质医疗资源逐级下沉。推进三级甲等公立医院全覆盖"组团式"紧密型帮扶县级公立医院,50家三级医院(专科医院)"组团式"帮扶11个医共体牵头医院;将服务能力较强的中心卫生院作为"片区诊疗中心"或"区域诊疗中心",承接牵头机构和分院(卫生院)之间技术帮扶工作,促进成员单位之间互联互通、资源共享、同质服务、灵活转诊。2021年,安排资金2 620万元支持县域综合医院重点开展胸痛、卒中、呼吸诊疗、创伤等"四大中心"建设和县域医共体内基层医疗卫生机构能力提升建设,县域医疗卫生服务能力快速提升。**三是坚持医防融合和签约服务**。组建基本公共卫生服务、慢病管理、签约服务等"大团队",跨级别提供医疗卫生服务,推进服务的同质化、标准化。成立县域慢病管理中心,构建"慢病管理中心—慢病管理站—慢病管理点"三级慢病管理体系,让每位患者获得专人、及时、有效管理。建立家庭医生签约服务制度,组建"三师两员"(全科医师、专科医师、乡村医生和健康管理员、人口健康助理员)家庭医生签约服务团队;创新对扶贫对象单病种专科医生精准签约服务,并成为"两病"(高血压、糖尿病)医保用药保障示范城市。

(五)创新服务形式,积极应对疫情防控

一是坚持党建引领,凝聚抗疫力量。泉州市各基层医疗卫生机构党组织纳入总医院党委统一管理,在疫情防控的危急时刻,各县域医共体的共产党员挺身而出、冲锋在前,在县乡村各级同心抗疫过程中充分发挥了党员先锋模范作用。福建莆田新型冠状病毒肺炎(简称新冠肺炎)疫情发生后,晋江市中医院医共体党委第一时间发出紧急集结号令,广泛动员医共体全体党员干部职工合力作战,市镇村三级医疗卫生机构联动,500余名党员先锋、干部职工主动请缨,逆行请战,有力推动疫情防控工作开展。安溪县医院的老党员带头,组成党员先锋队火速集结奔赴抗疫前线。泉港总医院员工按照总医院党委指挥,服从安排,在疫情发生后短时间内培训抽调核酸采集人员赴疫区开展上门入户核酸采样。**二是创新服务模式,群众健康有保障**。泉州市指导各县域统

筹做好疫情防控和县域卫生健康重点工作,积极创新服务形式。为满足疫情期间慢性病患者取药、孕产妇保健、群众急诊鉴别诊断等需求,泉港总医院开展"爱心医疗站"服务,由总医院医生、护士入户为群众配送药品、提供健康监测等服务。晋江市第二医院医共体推广小型医疗卫生机构疫情防控标准一体化建设,在社区卫生服务站统一预检分诊台设置规范,设立疫情防控健康宣教栏,落实相关制度规范上墙等,充分发挥基层"哨点"作用。

二、取得成效

(一)"龙头"医疗服务能力明显提升,实现县级强

5 家总医院达三级医院服务水平,8 家县级综合医院服务能力均达到国家"推荐标准",全部进入全省前 20 名(全省 59 家参评);福建省唯一一家国家区域医疗中心上海交通大学附属第六人民医院福建医院(晋江市医院)在晋江市试点挂牌运营;2020 年,医共体建设试点的 8 个县域总诊疗量 2 516.11 万人次,同比增长 12.9%;牵头医院出院患者三、四级手术比例集中分布在 31.8%~59.7%。

(二)基层医疗服务能力居全省前列,实现基层强

截至 2021 年 11 月,全市 127 家基层医疗卫生机构服务能力达到国家"基本标准"(达标率 76.5%),其中 23 家达"推荐标准"(达标率 13.8%),均提前达到福建省 2025 年末指标要求,数量居全省首位;全市 10 家乡镇中心卫生院经医院等级评审为二级医院;全市每万人口全科医生数达 2.51 人,超过全省平均水平;2020 年,全市基层医疗卫生服务机构门急诊人次数 1 862.39 万人次,同比增长 110.9%。

(三)群众满意度不断提升,实现效能优

在全省组织的群众满意度测评中,泉州市连续三年居首位;在 2020年度医保基金打包支付绩效考核中,8 个县域医共体群众医疗服务满意

度达 91.5%。2021 年 1—9 月，城乡居民医保住院（含特殊门诊）政策范围内报销比例为 65.2%，实际报销比例为 54.1%，职工医保住院（含特殊门诊）政策范围内报销比例为 91.1%，实际报销比例为 75.4%，切实减轻群众疾病经济负担，提高医保资金效能。

小病治在家门口　大病不用跑出县

山东省日照市

2019 年 8 月,山东省日照市所辖四个区县全部纳入国家紧密型县域医共体建设试点。日照市紧紧抓住试点有利契机,持续深化医药卫生体制机制改革,推动优质医疗资源下沉、服务重心下移,稳步推进"县强、乡活、村稳"的分级诊疗格局,探索出一条具有日照特色的医改路径。

一、主要做法

(一) 坚持"三级联动",建设责任共同体

坚持县(区)镇村三级联动,明确区县人民政府是办医主体,社会公益性是公立医院基本属性,基层乡镇、村是医疗卫生工作重点,8 家公立医院牵头,56 处乡镇卫生院和社区卫生服务中心为成员单位,一体化村卫生室、社区卫生服务站全部纳入,统筹实施基本医疗、基本公共卫生和家庭医生签约服务,实现健康服务一体化管理。

(二) 实行"四个统一",建设利益共同体

医共体各成员单位在独立核算前提下,由理事会对人力资源、财务运营、医疗业务进行统筹管理,实行"风险共担、利益共享"。**一是统一团队建设**。组建管理团队,理事会提名各成员单位院长、班子成员,

报主管部门按程序考察聘任。组建技术团队,牵头医院向每个成员单位各派驻不少于 2 名主治以上职称医生和 1 名护师,脱离原单位工作,暂停原单位处方权,纳入成员单位绩效考核,常驻成员单位实施帮扶。**二是统一财物管理。**经理事会研究同意并报相关部门批准后,可对各单位资金、设备等进行调配使用。**三是统一医疗服务。**对临床医疗实行同质化管理,对成员单位实行病区化运作,由常驻技术团队负责医疗业务和临床带教。**四是统一药品耗材。**医共体成立药品耗材采购办公室,实行药品供应和药学服务同质化,优先配备使用基本药物,推动用药目录衔接、采购数据共享、处方自由流动、一体化配送支付。

(三) 打造"五大中心",建设服务共同体

一是成立健康管理中心,依托全民健康信息平台,整合基本公共卫生服务、家庭医生签约服务,为居民提供全方位健康管理和指导。**二是成立医学影像中心,**建立 PACS 和远程心电系统,影像信息实时上传,专业团队集中阅片,诊断结果实时下传,2021 年以来年共阅片诊断 26.1 万人次、心电诊断 12.8 万人次。**三是成立检查检验中心,**建立 LIS,通过物流实现标本传递,通过网络实现结果共享,2021 年以来送检标本 70.5 万余例。**四是成立远程会诊中心,**对上联国家、省级医院,对下联成员单位、村卫生室,为远程会诊、医学教育、视频会议搭建平台。**五是成立后勤服务中心,**实行器械统一消毒、被服统一洗涤、标本统一传递、药品耗材统一配送。群众在基层就诊,在能享受到和大医院同等质量医疗服务的同时,还能享受更优惠的医保报销政策。

(四) 建立"六项机制",建设管理共同体

一是改革医保支付方式,建立紧密的利益共享机制。实行居民医保基金"总额预付、合理结余留用、合理超支分担",使牵头医院与成员单位由竞争关系变为合作关系。**二是明确医疗卫生机构定位,建立规范的双向转诊机制。**制定医共体双向转诊制度和转诊流程,明确责任分工,畅通双向转诊绿色通道,保证双向转诊流畅。**三是前移疾病防控关口,建立全面的健康管理机制。**牵头医院发挥人才技术优势,与乡镇

卫生院、村卫生室组成家庭医生服务团队,提供跨团队技术支持,积极参与签约履约和健康管理。**四是加快编制和薪酬制度改革,建立动态的激励约束机制。**医共体内引入竞争机制,全面推行岗位管理和聘用制度。乡镇卫生院编制配备标准提高到 1.25‰,编制不足的使用牵头医院备案编制总量,以牵头医院名义招聘,实行"区管镇用"。按照"两个允许"的要求,指导完善绩效工资考核分配方案,使绩效工资占职工的收入达到 30%~40%。**五是结合基层实际需求,建立有效的能力提升机制。**县域医共体内整合人力资源,牵头医院向成员单位下派业务院长,上派骨干人员进修,实行双向流动。坚持"一院一策",分别为成员单位研究制定帮扶方案。**六是以群众满意为导向,建立科学的督导考核机制。**制定县域医共体考核指标体系和考核细则,把群众满意度作为考核重要内容,定期组织考核评估。

二、取得成效

通过紧密型县域医共体建设,以共享为基础,以信息化为支撑,县乡村三级联动,实现"四个统一",打造"五大中心",建立"六项机制",打通了医疗服务"最后一公里",实现基层医疗服务能力提升,更高水平的"15 分钟就医圈"日益形成,基层首诊、双向转诊、急慢分治、上下联动机制日益健全,县域就诊率达 92.3%,基层诊疗量占比为 68.4%,更多群众"小病家门口、大病不出县"。

高位推动　一体推进
全面推进紧密型县域医共体高质量发展

河南省周口市

为切实解决河南省周口市人民群众健康需求和医疗卫生资源分布不均衡、供给矛盾突出问题,周口市按照"市强、县优、乡活、村稳"的总体改革思路,以医共体高质量建设"53211"工程(医疗、医保、医药、医养、医改"五医联动";改革资金投入、资金分配、激励三项政策;建好互联网医院、医共体健康信息管理两个平台;实施信息化支撑工程;建立以医共体为主体的管理体制和运行机制)为总抓手,强力推进"五医联动"改革,全力打造市级统筹、市县联动、数字赋能、中医至上、医防融合、医养结合、分级诊疗的紧密型县域医共体建设的"周口样板",强力推进全市医疗卫生体系改革落地见效。

一、主要做法

(一)坚持强化组织领导聚合力,优化顶层设计强推进

市委、市政府坚持把高质量推进紧密型县域医共体建设作为一项政治工程、民生工程,市、县、乡、村四级联动,上下一体推进,确保各项改革政策落地落细。**一是坚持高规格统筹。**成立由市委书记、市长任双组长,市四大班子分管领导任副组长的高质量推进紧密型县域医共体领导小组,"党政双组长"亲自挂帅推进县域医共体建设。**二是坚持高水平谋划。**邀请国内、省内医共体改革权威专家全程参与评估论证,

科学制定实施意见,多次召开协调会、推进会,开展调研和外出考察学习,破除僵化保守观念、功利主义、本位主义、患得患失思想,强化创新发展意识、公益思想、全局观念、担责担难担险意识,为高质量推进紧密型县域医共体改革扫清了思想障碍。**三是坚持高标准推进。**构建"市委统揽、政府主导、部门协同、县级落实"的工作推进机制;完善"周调度、月评估、常督导"的推进方法;全面实施"53211"工程,探索"市县一体、五医联动、数字赋能、中医至上"的周口特色县域医共体模式。

(二)坚持完善机制保运行,强化措施抓落实

市委、市政府从系统观念出发,全方位、全领域、全过程协调实施新医改,从整体上均衡推进紧密型县域医共体建设。**一是精准实施"三步走"。**按照"一阶段夯基垒台、立柱架梁;二阶段积厚成势、建立协同高效机制;三阶段促进医防融合,形成分级诊疗就医格局"的推进思路,分步实施,精准施策、动态调整、节点推进。截至2021年12月底,市域内医共体建设"四梁八柱"改革全部到位,共组建县级医共体22家,实现医共体建设全覆盖。**二是建立奖惩考评机制。**将医共体改革工作纳入政府年度综合考核,考评结果与年度考评、干部选拔、评先评优、资源配置挂钩,树立务实重干、创新求效的工作导向。**三是建立典型培育机制。**采取调度会典型发言、推广先进经验、设立改革创新奖等举措,培育医共体改革的先进典型,激励互学互鉴、比学赶超。**四是建立运行保障机制。**市县成立督导考评组,坚持日常督导与阶段评估相结合,全面实行清单化管理、图表化推进、模块化运行、机制化落实。纪检监察和审计部门聚焦人事薪酬制度改革、医保打包拨付、人财物统一、作风建设等工作重点,学科建设、人才培养、数据整合、资金保障等关键环节,开展专项监督检查和审计,突出过程监督,保障关键要素,形成了"暗访 + 评估""纪检 + 审计"的运行保障机制。

(三)坚持聚焦重点补短板,完善配套促提升

坚持向改革要动力,向创新要活力,全面优化市域医疗卫生资源,推动优质资源下沉基层,实现由市县强向市域强的转变。**一是塑体系,提能力。**在县级建设医共体的同时,全市成立 3 个城市医疗健康服务集团

和 1 个市级公共卫生服务中心,组建 4 家互联网医院,建立 1 个国家级临床研究合作中心、6 个省级区域医疗中心,推动市级起高峰,向下带动各县(市、区),实现县级成高原,形成市、县、乡、村四级"紧密互联、上下一体、资源共享、服务共担"的医疗健康服务新体系。**二是抓运营,保畅通**。将公司治理机制融入医共体建设,厘清医共体牵头医院与成员单位之间权责利,实行一个法定代表人制度,实现人财物统一,标准、制度、管理、质量、服务统一。健全议事决策制度,落实管理自主权,全面构建自我约束与政府、社会等外部监督并行,"一办六部"内部协同高效的工作机制。**三是建平台,强支撑**。投资 8.34 亿元完成 5G 网络建设,全市医疗机构实现 5G 网络全覆盖。构建"互联网 + 医疗健康"服务体系,实现线上线下一体、市域和全国优质医疗资源一体。构建市县乡村一体化医共体信息平台,建设四大基础数据库,实现市域内各层级信息互联互通。**四是聚人才,强筋骨**。推进薪酬制度改革,调整绩效分配方式,完善岗位绩效工资制,调动积极性,激发内生力。改革人事编制政策,探索实行公立医院员额制管理,落实公立医院招人用人、岗位设置、职称晋升的自主权。以"凡晋必下"等政策刚性约束做背书,以"绩效激励、监督评价"等市场化治理机制为杠杆,点对点精准对接基层需求,差异化配置资源,同质同步推进优质医疗资源"真下沉",促进服务能力"真提升",由市县强带动乡村强。截至 2021 年底,已下派院长(副院长)208 人,下沉专家870 人,共建科室 213 个。**五是调政策,促提升**。调整医保政策,实行按人头总额预算管理,医保基金 90% 打包拨付,落实结余资金自主分配使用。调整 136 项中医药服务价格项目和门诊中医药报补比例,支持中医技术和中药在基层的推广应用。**六是重融合、促发展**。坚持预防、中医、西医各占 1/3,中西医并重,防治管结合,加快医防融合,推动乡镇卫生院中医馆全覆盖,实行"1621"模式(构建 1 个党委领导、政府主导的组织管理体系;整合区域内医疗卫生资源,成立以智慧家庭医生签约服务团队为核心,以市县乡多学科专家团队、重点发展专科团队为基础,城市医疗集团互联网医院和专科联盟团队为支撑,远程医疗服务团队为协作的6 个健康服务团队,实行网格化管理,促进有序诊疗,引导错位发展;建立以基层为重点、以健康为中心、中西医并重、防治管结合、上联下带的市域整合型医疗卫生服务和运行效果监管评价 2 个体系；建立以 1 个市域一体化医共体信息平台为依托的支撑体系），为居民提供预防、治疗、康复、健康促进、医养结合于一体的连续性健康管理服务。

二、取得成效

（一）市域医疗服务全面融合

截至 2021 年 12 月，全市成立紧密型县域医共体 22 个，覆盖全市所有县乡村；市级成立城市健康服务集团 3 个、公共卫生服务中心 1 个、互联网医院 4 个，已建立国家级临床研究合作中心 1 个、省级区域医疗中心 6 个。向下辐射各县（市、区），搭建起市县乡村四级"紧密互联、上下一体、资源共享、服务共担"的医疗卫生服务新体系。

（二）县域医共体更紧更实

通过统筹推进管理体制、服务体系、运行机制、人事薪酬等综合改革，周口市医疗卫生服务能力得到全面提升。全面推进行政、人员、财务、业务、信息、绩效、药械"七统一"管理，激活医保政策、人事薪酬制度等工作，基层医疗卫生服务水平不高、能力不强的问题得到有效破解，基层医务人员的工作积极性和创造性得到充分调动。

（三）信息化建设成效初显

全市县级及以上医疗机构所在区域实现 5G 网络全覆盖，周口市中心医院利用 5G 技术，建立市县乡三级网络，打造一体化的"周口市急性脑卒中 60 分钟救治圈"。以市中心医院高级卒中中心为点，向下辐射全市 21 个县级卒中中心，以点带面，全市 8 000 多名基层医生在线，形成一张保护网，2021 年以来静脉溶栓突破 5 000 例、动脉取栓 600 多例。项城市医院与基层医疗卫生机构信息互联，通过远程心电、远程影像、远程会诊等手段，缩短了临床救治时间，2021 年以来先后挽救了 41 名心肌梗死患者的生命，避免了 53 名脑卒中患者后遗症的发生。

以高质量发展为引领
持续推进紧密型县域医共体建设

贵州省铜仁市

2017年以来,贵州省铜仁市在市委、市政府的高位推动下,以优化医疗卫生服务体系为抓手,整合县域内医疗卫生资源,积极探索服务新模式,推进紧密型县域医共体建设试点,共组建县域医共体16个,覆盖183个成员单位,实现基层医疗卫生机构全覆盖,建设工作得到有效推进。

一、主要做法

(一)党委政府高度重视,不断完善政策支持

一是强化顶层推动。市委、市政府高度重视县域医共体建设工作,在2017年的卫生与健康大会上,市委出台了《关于加快推进卫生与健康事业改革发展的实施意见》(铜党发〔2017〕6号),市委书记重点强调了医共体工作,并实地调研德江县桶井土家族乡医共体建设推进情况。2021年,市委、市政府将县域医共体建设作为医改重点工作任务进行部署,市委副书记、市长主持召开医改领导小组会议对推进医共体建设作了重点安排,强调要以高质量发展为引领,深入推进医共体建设工作。**二是强化培训指导。**市政府分管领导多次邀请专家进行政策解读。试点工作开展以来,邀请牛津大学教授、哈佛大学教授叶志敏,中山大学研究员徐东,原安徽省卫生计生委基层卫生处处长夏北海等专家开展医共体建设工作专项讲座和培训,有效解决了县域医共体建设中的疑

感。同时,多次组织专班到广东深圳,福建三明、尤溪等地实地参观学习。**三是强化制度设计。**市政府在广泛征集意见基础上,出台《铜仁市县域医疗服务共同体建设工作实施方案》(铜府办发〔2018〕4 号),提出"四位一体"(管理共同体、服务共同体、利益共同体、责任共同体)要求,不断完善医保资金总额打包、基本公共卫生服务慢性病经费医共体内打包支付等政策,持续深入县域医共体建设。

(二)以建立资源共享机制为指向,形成管理共同体

一是搭建医共体框架。以区(县)为单位,结合各基层医疗卫生机构地理位置、覆盖人群、交通条件、技术水平等因素,按照科学布局、互遵意愿、双向选择的原则,县级医疗卫生机构(牵头医院)、乡镇卫生院、村卫生室组建医疗卫生服务共同体。**二是完善医共体管理机制。**医共体内所属医疗卫生机构实行管理"六统一",即统一行政管理、统一人员管理、统一资金管理、统一业务管理、统一绩效考核、统一药械采购。实现牵头医院对所属医疗卫生机构药品、耗材、设备、办公用品等统一采购,统一管理。**三是促进人才流动。**医共体牵头医院选派业务副院长或能力较强科主任担任基层医疗卫生机构院长,统筹安排县级专家到基层开展医疗卫生服务工作,通过在医共体成员单位选派技术骨干到牵头单位免费进修、培训等方式,实现人员纵向良性流动。**四是强化村级建设。**加强乡村医生常见病及多发病的诊疗技术培训,特别是规范诊疗、规范用药等,取得执业医师资格证和执业助理医师资格证的乡村医生,乡镇卫生院优先聘用到乡镇卫生院或派驻到村卫生室工作。同时,完善乡村医生退养机制,稳定乡村医生队伍。

(三)以建立双向转诊机制为载体,形成服务共同体

一是完善双向转诊制度。制定医共体内转诊管理办法,县乡两级根据诊疗能力、地域病种等,进行统计分析,制定县乡两级收治病种目录、县级医院下转病种和康复期下转病种清单,落实分级诊疗职责,引导患者合理分流,推动市域内以县为单位患者的有序转诊。**二是做实家庭医生签约服务。**医共体内组建由县级医院医生、基层医疗卫生机

构医务人员、乡村医生组成的家庭医生签约服务团队,扎实推进家庭医生签约服务。牵头医院加大对乡村医生签约服务的培训与指导力度,提高老百姓对乡村医生的信任度与满意度,积极引导群众县内就近就医,合理选择就医机构。

（四）以发挥医保调节机制为根本,形成利益共同体

发挥医保基金对医疗服务供需双方的引导作用,提高在基层就医的报销比例,增强群众在基层看病的吸引力,引导参保群众有序就医。改革医保基金对医共体的支付方式,实行按参保(参合)人头总额预算包干,结余留用、合理超支分担。医保基金按规定提取风险金和大病保险市级统筹基金、意外伤害保险基金后,将总预算转换成参保人头费(对应医共体辖区参保居民),打包给医共体牵头医院,负责承担辖区参保居民当年门诊、住院费用报销。县外住院患者报销从总额预算中支付,结余资金由医共体成员单位自主支配。

（五）以建立考核机制为保障,形成责任共同体

加强信息系统建设,将医共体牵头单位作为考核主体,重点考核医疗费用控制指标、住院患者转诊率、县内就诊率、遵守住院指针率、家庭医生签约服务情况、乡镇卫生院服务能力、村卫生室作用发挥情况等。将考核评价结果作为人事任免、评先选优等工作的重要依据,并与医共体管理团队的任免和奖惩挂钩,与财政补助、医保支付、绩效工资总量挂钩,与医务人员绩效工资、外出进修、职称晋升等挂钩。各医共体内部不断完善县乡村三级管理的内部考核机制。

（六）探索创新慢性病管理模式,深入推进医防融合

一是在全市范围内开展H型高血压与脑卒中防控惠民工程。选取玉屏县、思南县为试点单位,以医共体单位为龙头,县疾控中心、县级医共体牵头单位为技术指导,乡镇卫生院(社区卫生服务中心)、村卫生室为具体实施单位,实施对H型高血压患者的筛查、干预、治疗、健康管理。同时,完善医保报销政策,降低群众用药负担,提高高血压患者的

服药依从性,从而提高管理率与规范管理率,减少脑卒中的发生。**二是以江口县为重点建立免费实施慢性病"五 + 五"服务模式。**2017 年江口县根据当地疾病谱,筛选出县域内五种多发性慢性病(即高血压、糖尿病、肺结核、重性精神病、慢性风湿性关节炎),对每种慢性病患者配发五种国家基本药物目录内药品,由乡、村卫生服务人员免费发放给群众。2019 年,持续深化改革,扩大免费药品发放品种目录和优化慢性病患者管理服务,建立了慢性病"五 +N"基本药物全额保障服务模式,即对每种慢性病根据病情需要各免费选配 N 种基本药物发放给患者进行治疗,并按照管理"五定法"(定患病种类、定治疗方案、定药品目录、定期更换药品、定期跟踪回访)和服务"四结合"(与国家基本公共卫生服务、国家基本药物制度、家庭医生签约服务、医保支付方式改革相结合)的模式对全县慢性病患者实行县乡村网格化管理。

二、取得成效

按照国家紧密型县域医共体建设评判标准,围绕"四个维度"的 11 项指标,铜仁市 10 个区县中的 4 个县,即江口县、思南县、德江县、玉屏县,评判结果全部达到"8 项及以上达到 A"标准。

(一)基层医疗服务能力明显提升

通过优质医疗资源下沉、特色科室建设等,基层医疗卫生机构服务能力明显提升,全市基层医疗卫生机构推荐标准达 14 家、基本标准达 79 家,分别占 8.0%、41.0%,基层医疗卫生机构门急诊占比达 57%,县域内就诊率达 90% 以上。其中,思南县 2020 年基层门急诊人次占比达到 70.2%,较 2018 年提高 7.3 个百分点,取得了在全省排名第四、全市排名第一的好成绩。江口县基层医疗卫生机构诊疗人次数占比从 2018 年的 44.0% 提高到 2020 年的 67.7%,提高 23.7 个百分点。

(二)医保总额付费初显成效

按照"以收定支、总额包干、合理超支分担、结合留用"原则,江口县

2019 年、2020 年结余留用资金分别为 1 200 万元、2 272 万元;2019 年结余资金由县医疗保障局于 2020 年 7 月全部兑现下拨,2020 年的结余资金已拨付 646 万元。

(三)慢性病管理进一步规范

通过县域医共体牵头单位参与慢性病管理、家庭医生签约服务,慢性病管理质量进一步提升。截至 2021 年底,高血压、糖尿病患者规范管理率分别达 75.0% 和 78.1%,血压、血糖控制率分别达 75.0% 和 71.6%。

党政主导　高位推进县域医共体建设

新疆维吾尔自治区和田地区

新疆维吾尔自治区和田地区坚持以人民健康为中心的发展理念，按照三明医改工作经验要求，积极行动、主动作为，扎实推进紧密型县域医共体建设，努力实现"县强、乡活、村稳"的工作目标。

一、主要做法

（一）党政主导，层层压实县域医共体建设责任

一是深入一线查实情。行署副专员带队，地委编办、地区卫生健康委、医疗保障局、人力资源和社会保障局、财政局主要负责同志组成调研组，采取实地查看、座谈交流、查阅资料等方式，对 7 县 1 市县域医共体建设情况进行拉网式实地调研，形成《和田地区医共体改革工作推进情况调研报告》，提交和田地委、行署。**二是排名考评出实招。**地委组织各相关行业部门，借鉴疆内疆外经验做法，结合本地实际反复论证，制定《和田地区紧密型县域医共体建设操作指导手册》《和田地区紧密县域医共体考核细则》，印发给各县市。成立县域医共体考核专班，采取"月考核、月通报、月排名、月调度"的方式自我加压，强力推进县域医共体改革。**三是现场推进见实效。**地委副书记亲自挂帅，分别于 2021 年8 月、10 月、12 月三次主持召开医共体改革现场会，月考核排名靠前的县市介绍经验，排名靠后的县市表态发言，同时针对推进中的堵点、难

点,由相关行业部门制定解决问题的时间表,倒排工期,基层绩效工资、医保支付方式等方面实现重大突破。

（二）创新机制体制,优化县域医共体配套政策

一是医保支付改革取得突破。 2021年9月,出台《和田地区紧密型县域医共体医保总额打包预付结余留用资金管理办法(试行)》,按照"总额预付、结余留用、超支合理分担"的原则,实行医保总额年度总量预算、按月定额控制、年底弹性决算。7县1市全面实行医共体医保总额打包预付,累计打包9 100万元。**二是基层医疗卫生机构绩效工资全面落实。** 落实"两个允许"要求,基层医疗卫生机构施行"公益一类保障、公益二类管理",根据派出科室工作量及帮扶乡镇开展的新项目、新技术等,单独核算绩效工资。

二、取得成效

（一）县域医疗服务能力稳步提升

通过不断加强基础设施建设、医疗设备提升、人才引进和专业能力培训等,县医院解决急危重症、疑难杂症的能力不断提升,和田地区牵头级医院出院患者三、四级手术量占比达到39.0%;墨玉县人民医院达到县医院医疗服务能力国家推荐标准、皮山县人民医院和洛浦县人民医院积极创建胸痛中心国家基层版。县域医共体牵头医院采取远程会诊、以科包院等形式将部分常见病、多发病患者分流到乡村两级。2021年1—9月全地区累计下转患者数3 363人次,占地区各医疗机构出院患者数的4.7%,全地区县域就诊率为90.1%,县乡远程医疗实现100%全覆盖。

（二）群众就医更加便捷方便

以县医院为县域核心,实现上联自治区、地区,下联乡村,横联援疆省市级医院的远程医疗共享,实行了县乡检查检验结果互认、居民电子健康档案共享,基本实现"小病不出村、普通病不出乡、大病不出县"的目标。累计开展远程会诊 5 555 例、远程心电诊断 13.15 万例、远程影像诊断 11.58 万例,为患者节约诊疗费用近 1 500 万元。群众对乡村医生和村卫生室服务能力的满意率分别达到 98.0% 和 98.9%。

(三) 医务人员受鼓舞

基层医疗卫生机构绩效工资实现从无到有突破,现在平均每月奖励性绩效工资达到 450~600 元,基层医疗卫生机构工资平均增长 20%,有效调动基层医务人员积极性。

第二部分

综合施策

建机制　增活力　惠民生
稳步推进县乡村医疗卫生资源整合

河北省邯郸市馆陶县

近年来,河北省邯郸市馆陶县始终把医改工作作为一项重大民生工程来抓,持续深化医药卫生体制改革,2018年开始探索县域医共体建设,2020年全面推开乡村一体化管理。通过整合县乡医疗卫生资源,构建完善的基层医疗卫生服务体系,优化医疗卫生资源配置,建立健全县乡村三级一体化管理模式,逐步形成了"全县卫生健康一盘棋"的总体格局,有效减轻了群众就医负担。

一、主要做法

(一)创新管理模式,变"各自为战"为"协同作战"

一是完善顶层设计。县委、县政府坚持把深化医药卫生体制改革摆在全县战略高度来抓,注重顶层设计,每年把医改工作写入党代会报告、县委全委会工作报告、政府工作报告,并把医改工作作为"十四五"时期全面深化改革的一项重要内容。印发了《馆陶县医疗共同体建设规划(2019—2021)》《馆陶县推进乡镇卫生院与村卫生室一体化管理实施方案》等系列文件,从制度层面搞好设计,科学指导县乡村三级一体化建设。**二是部门合作,打好"组合拳"。**卫生健康部门作为牵头部门真用心、真研究,制定了一系列工作制度、办法。发改、财政、人社、编办、医保等有关部门真配合、真尽责,积极发挥职能作用,提供了强有力的基础保障。**三是整合县域医疗卫生资源组建县域医共体。**结合全县医疗卫生资源分布现状,按照医共体内各单位产权归属、功能定位、财政补偿政策和政府投入方式不变"三个不变"原则,以县级医院为龙头、乡镇卫生院为枢纽、村卫生室为基础,将县医院与县城北部 5 家乡镇卫生院、中医医院与县城南部 3 家乡镇卫生院分别组建两个紧密型医共体,构建了县乡村三级联动的基层医疗卫生服务体系。

(二) 实行乡村一体化管理,落实乡村医生岗位管理

一是实行乡村一体化管理。2020 年,在全县全面开展乡镇卫生院与村卫生室一体化管理,纳入乡村一体化管理村卫生室 291 个、乡村医生 292 人,每年为每个村卫生室补助运营经费 6 000 元,实现村卫生室人员、工资、财务、药械、业务、管理、准入退出、培训教育、绩效考核、奖惩等统一由乡镇卫生院管理。**二是实行乡村医生岗位管理,落实"乡聘村用"。**依据国家《村卫生室管理办法(试行)》和《馆陶县医疗卫生服务体系规划(2016—2020 年)》,全县共设置乡村医生岗位 300 个。通过乡村医生本人申请、村委会推荐、乡镇卫生院考核、县卫生健康局审批等程序,乡镇卫生院与通过考核的 292 名乡村医生签订了全省统一的劳动合同。为聘用的乡村医生统一购买了医疗责任保险,为 189 名符合条件的乡村医生缴纳了企业职工养老保险,每年每人补助 5 922 元。**三是乡村医生落实薪酬待遇。**按照"工资统一"要求,出台《馆陶县乡村医生"工资统一"实施办法》《馆陶县乡村一体化管理乡村医生工资测算发放实施方案》,乡村医生工资待遇报酬比照本县乡镇卫生院在职在编人员确定。为进一步提高乡村医生积极性,根据乡村医生执业资格情况,确定具有乡村医生、执业助理医师和执业医师资格证书人员的基本工资分别为 800 元、900 元和 1 000 元三档,按月发放。绩效工资与服务人口、考核结果奖惩等挂钩,根据工作任务完成情况每季度发放。

(三) 创新医保基金打包使用机制

一是完善支付机制。对医共体内医保基金实行"总额预算、结余

奖励、超支原则不补"机制,合理确定结算总额,打包给两家医共体,结余资金可用于医共体内业务发展、人员待遇等。通过每年测算医保资金使用占比,综合牵头医院服务能力,对医共体医保资金份额及时调整,两家医共体医保资金预算比例从 2017 年的 1∶1.75 调整至 2021 年的 1∶1.2,有效促进两家医共体健康竞争、共同发展。**二是主动控制费用。** 改革后,县乡两级医疗卫生机构主动加强临床路径、处方点评、单病种付费等管理,严防小病大治、过度医疗等现象,切实规范医疗行为。2018—2020 年,累计结余医保基金 1 230.08 万元,及时拨付给两家医共体。县级医院和乡镇卫生院按照 8∶2 的比例分配,充分调动各成员单位主动控费的积极性。**三是严格监督管理。** 组建联合稽查小组,从加强医疗文书、临床护理、医用设备、药物使用管理、规范诊疗服务行为、遏制费用不合理增长等 6 个方面,对两家医共体每年开展不少于 2 次的专项检查,坚决查处患者无指征住院、"小病大治"、诱导患者住院、虚假宣传等现象,进一步规范全县就医秩序。

(四)实施资源共享,变"群众跑腿"为"数据跑路"

一是建立两个中心。 为解决乡镇卫生院专业技术人才不足的问题,馆陶县在两个医共体内先后建立了心电远程会诊中心、影像远程会诊中心,运用馆陶智慧医疗信息平台等信息化手段,远程开展会诊、预约、转诊,目前两个中心已覆盖 8 个乡镇卫生院,乡镇卫生院为患者进行心电检查、影像学检查,医共体县级医院实时会诊、出报告、提出治疗方案,创新快捷、高效、智能的诊疗服务形式,形成全程、实时、互动的健康管理模式。两个中心运行 2 年来,累计远程心电会诊 1 156 例次、远程影像会诊 563 例次。**二是模块化培训。** 医共体内县级医院每天安排 1 名医生、2 名护士下沉到乡镇卫生院,基层医师到县级医院参加科室查房、病例讨论、模块化培训,形成有效的闭环,从而使乡镇卫生院医疗卫生服务能力得到整体提升。

二、取得成效

（一）基层医疗卫生服务能力显著上升

通过整合县乡医疗卫生资源，实行分级诊疗制度，基层服务能力显著上升。2020 年基层医疗卫生机构门急诊 279 435 人次，比 2019 年增加 9 405 人次；2020 年基层住院 10 820 人次，比 2019 年增加 2 584 人次。

（二）群众医疗费用持续降低

创新实施医保基金打包支付方式，有效减少了县域内恶意竞争、小病大治、乱收费等现象的发生，减轻了群众看病负担。2020 年基层医疗卫生机构出院患者次均费用 1 106.3 元，比 2019 年降低了 392.0 元。

（三）分级诊疗效果初步显现

县级医院医生下沉乡镇查房 600 余人次、诊疗 1 500 余人次，帮建临床科室 6 个，开展新项目 3 项、新技术 5 项，培训乡村卫生技术人员 500 余人次。医共体内累计上转患者 2 190 人次、下转患者 750 人次，2020 年乡镇卫生院住院人次较 2019 年增长了 5.19%。

（四）医疗水平持续提升

河北省馆陶县人民医院被国家卫生健康委等六部门确定为"建立健全现代医院管理制度国家级试点医院"。河北省馆陶县中医医院被河北省医改办确定为"2019 年度现代医院管理制度建设样板"，为全省 5 家医院中唯一的县级中医院，并顺利通过 2019 年度全国基层中医药工作先进单位复审。2021 年，河北省邯郸市馆陶县魏僧寨中心卫生院被国家卫生健康委、国家中医药管理局确定为 2020 年"优质服务基层行"活动中表现突出、成效显著机构。

（五）乡村医生保障水平显著提升

一是乡村医生养老有保障。为 189 名符合条件的乡村医生缴纳了企业职工养老保险,对未参加养老保险的乡村医生落实原养老补助政策,解决了乡村医生的养老问题。**二是**村卫生室运行有保障。将每个村卫生室每年 6 000 元的运维经费纳入财政预算,切实减轻了乡村医生经济负担,村卫生室运行得到了保障。三是乡村医生执业有保障。为纳入一体化管理的乡村医生全部参加了医疗责任保险,切实提高了乡村医生抵御医疗风险的能力。

聚焦体制机制创新　积极主动作为
扎实推动紧密型医共体建设

内蒙古自治区兴安盟突泉县

内蒙古自治区兴安盟突泉县地处大兴安岭南麓,是国家扶贫开发工作重点县、内蒙古自治区重点扶持革命老区。近年来,突泉县认真贯彻落实党中央、国务院深化医改决策部署,紧紧围绕公立医院改革创新,不断深化医疗、医保、医药联动改革。立足县域实际,以人民健康为中心,坚持"一盘棋"思想,贯彻一体化理念,扎实推进紧密型县域医共体建设,各项重点领域改革取得全面进展和积极成效。

一、主要做法

(一)强化组织领导,建立强有力领导推进机制

组建了由县委书记任医改领导小组组长、县长任公立医院管理委员会(简称医管委)主任的医改工作领导班子,明确了一位副县长分管"三医"工作。制定出台《突泉县公立医院综合改革实施方案》及23个配套文件,根据年度重点部署,明确改革任务推进清单和责任清单。同时,成立由县长任主任,相关部门负责人及人大代表、政协委员为成员的医管委,建立完善议事制度,将重点医改工作纳入县委、县政府对部门考核指标体系,强化责任落实。在公立医院管理委员会领导下,搭建县域医疗集团组织架构,推进构建紧密型县域医共体。经兴安盟编办批复,将县域医共体设为突泉县卫生健康委所属事业单位,设置领导职

数一正四副,实行总院负责制。成立医共体综合办公室,统筹负责医共体内各项业务管理。

(二)铸牢基层网底,构建整合型医疗卫生服务新体系

一是积极推进县域医共体建设。通过整合突泉县人民医院、中医院、妇幼保健院、结核病防治所、11个乡镇卫生院和2个社区卫生服务中心等17个医疗卫生机构卫生资源,以县人民医院为龙头,与基层医疗卫生机构组成1个紧密型县域医共体,即医疗集团总院,实施县乡一体化、乡村一体化管理,采取技术帮扶、人才培养、双向转诊等方式推动公立医院与基层医疗卫生机构协同高效发展。**二是持续推进基层人事制度改革。**在基层医疗卫生机构打破编制实名制限制,实行"定编定岗不定人",在核定总编制的前提下,允许医疗卫生机构自聘人员,不纳入实名制管理,聘用人员与在编人员享受同等待遇。11家乡镇卫生院招聘72人,不断充实基层人才队伍。在县域医疗集团内实行"县管乡用""乡聘村用",根据岗位需要,统一人员调配。医疗集团总院拥有乡镇卫生院任命或推荐权,拥有人员招聘、人才引进自主权。针对基层需求,总院负责统一下派人员到基层流动执业,选派副院长担任乡镇卫生院院长或执行院长,下沉的医务人员可享受合理补助和奖励。建立专家组,通过定期下基层义诊、巡诊、坐诊等帮扶措施,有效提高基层医疗服务能力。**三是提高协同服务水平,促进医疗资源下沉。**组建医学检验中心、医学影像中心、消毒供应中心,实现内部医疗资源统一采购管理和调配。制定统一的医疗、护理、质控等管理制度、服务和诊疗规范,实现医疗服务同质化。制定集团内双向转诊流程,开通县、乡两级上下畅通医疗运转服务。**四是建立双向转诊机制。**落实医疗卫生机构功能定位,确定县、乡两级医疗卫生机构病种目录。在县人民医院和县中医院均成立双向转诊服务科,乡村医生直接将乡镇卫生院不能收治的患者上转县级医院,不让患者多跑腿。建立24小时实施转诊绿色通道服务,凡是上转患者,都设有专人对接。

(三)深化医保、药品改革,持续提高保障供应能力

一是改革医保支付方式。职工医保、居民医保实行基金总额预算

管理,实行医保基金包干、结余留用、合理超支分担、定期考核的工作方式。年初从当年城乡医保基金总收入中提取 5% 作为风险调剂金,一次性下达给总院。**二是细化医保基金包干结余分配,向乡镇卫生院倾斜。**医共体按月审核各医疗卫生机构医保补偿费用,及时结算。县域医共体基金超支部分由总院承担。**三是推进自治区基本药物制度综合试点工作。**在县域医共体内试点盟药品采购平台二次议价,降低费用全部留给医院。严格落实基本药物制度政策,二级公立医院基本药物配备品种数量占比达到既定计划 45%。乡镇卫生院实行"以奖代补",即在网上采购基本药物,给予 30% 补贴。由县域医共体内二级公立医院牵头编写制定《医共体内药品上下级衔接目录》,并在医共体内试行"一级医疗卫生机构可使用二级医疗卫生机构用药目录"的规定,做到上下衔接目录品规数不少于上级牵头医疗卫生机构用药目录品规数的 40%。

二、取得成效

作为内蒙古自治区确定的县域医共体建设试点之一,突泉县紧紧围绕当地群众基本医疗需求,努力做到"守住门、接住人",提高县域就诊率和基层就诊率,逐步实现"大病不出县"的目标。

(一)县域整体服务能力有效提升

在县域医共体框架下,县域内各医疗卫生机构在人员力量、技术设备、药品等方面高效协作,实现资源共享,优势互补。医疗集团将中医院闲置的 1 台数字减影血管造影(digital subtraction angiography,DSA)设备调整到县人民医院,在北京市大兴区人民医院心血管专家的帮扶下,现已开展心脏介入手术 30 余例。为六户、水泉卫生院配备了手术室设备,当年开展一、二级手术 60 余例。2020 年,基层医疗卫生机构诊疗人次数占县域总诊疗人次数的比例为 56.6%,较 2019 年提高 6.6 个百分点;基层医疗卫生机构收治住院患者 442 人,较 2019 年增加 349 人,增加了 375.3%。

（二）分工协作机制逐步完善，就医新格局正在形成

2020 年 8 月，在综合医院成立双向转诊部，逐步建立上下联动的沟通机制。针对下转患者，县医院和中医院医务人员对出院患者提供出院小结；乡村医生按照出院指导意见及时随访，和主治医师实现上下联动，为出院患者提供康复指导，形成对患者的闭环管理，让百姓享受温馨的健康服务。

（三）医院运营管理得到强化，群众获得感明显增强

实行医保总额预算管理以来，降低医保资金风险，结余医保资金近 2 000 万元。通过健全医院制度，完善内部管理，提升运行治理能力等改革举措，县公立医院平均住院日下降至 7.85 天，医疗服务收入占比逐年得到提升，2020 年接近 27%，药占比呈逐年下降，控制在 26% 左右。

"建""联"并举
全面推进紧密型县域医共体建设

江苏省无锡市江阴市

2019 年,江苏省无锡市江阴市被确定为全国紧密型县域医共体建设试点,通过整合县域医疗卫生机构和公共卫生服务资源,重构和升级县域医疗卫生服务体系,实现了医疗和预防有效融合,推进了优质医疗资源不断下沉。在推动市、镇、村纵向一体化建设的基础上,成立独立法人事业性质的两大医疗集团,以卫生人才绩效激励机制、医保激励约束机制、医疗服务价格动态调整机制等创新举措为保障的集成改革新经验,使县域医共体建设取得了新突破。

一、主要做法

(一) 做好顶层设计,强化政府办医责任

一是做好顶层设计。启动紧密型县域医共体建设以来,江阴市先后出台《关于开展紧密型试点建设实施方案》(澄政办发〔2017〕122 号)、《关于建立江阴市基层医疗卫生人才"县管乡用"机制的实施意见》(澄政办发〔2018〕95 号)等一系列推动紧密型县域医共体建设的相关政策文件,增加了管理效能和协同推进力度,保障了集成改革的指导性和科学性。**二是强化政府责任**。市政府充分履行领导、保障、管理、监督四大办医责任,通过政府的主动参与,强化对"院府合作"的整体规划和制度性安排,特别是在涉及利益分配等关键方面,由政府托底,依托区域

公立医疗机构平台,向市级大型公立医院购买服务。

(二)坚持县域一体化,统筹区域医疗卫生服务资源

一是集团发展,打造责权统一的责任共同体。成立具有独立法人资质事业单位的江阴市人民医院医疗集团和江阴市中医院医疗集团,公立医院以集团成员单位加入,由医疗集团实行人、财、物统一管理。医疗集团总院长由龙头医院法人代表担任,同时兼任其集团成员单位的法人代表,建立统一法人代表的责任共同体,实现优质医疗资源的有力整合,推进县域医疗卫生单位的集团式发展。成立医疗集团理事会,实行理事会领导下的总院长负责制。理事会作为医疗集团的决策机构,对医疗集团重大事项进行会议表决。总院长办公会作为医疗集团经营活动的执行机构,落实理事会决议有关事项,负责医疗集团的具体正常运营事务。制定医疗集团章程,明确医疗集团的机构设置、管理制度、岗位职责、议事规则等,厘清成员单位的权利和义务,规范治理结构和运行规则,提高了管理效率。**二是"院府合作",加强市镇村纵向一体化管理。**基层医疗卫生机构以"院府合作"形式加入紧密型县域医共体,在保持地方政府对基层医疗卫生机构办医主体不变、财政投入渠道不变、依法执业主体职责不变的前提下,由镇政府(街道办事处)委托医疗集团管理。医疗集团在医疗规划、基层医务人员培训、专家下基层坐诊和畅通双向转诊等方面下功夫,通过下沉业务院长、医疗骨干等优质资源,开设名医、名中医工作室,实施公共卫生服务人员到基层医疗卫生机构驻点制度,与家庭医生签约服务、公共卫生服务、中医中药特色服务等有机融合,构建医疗与公共卫生服务协同合作的服务共同体。**三是专科联盟,推进医疗机构多元化发展新模式。**民营医疗机构以履行社会公益责任和义务为出发点,以专科联盟形式加入医疗集团。目前,医疗集团分别牵头建立妇科专科联盟、内分泌专科联盟、肿瘤专科联盟、卒中中心联盟、乳腺甲状腺肿瘤诊疗联盟、呼吸与危重症医疗联盟等6个专科联盟,引进标准化代谢性疾病管理中心落户民营医疗机构,形成跨体制补位发展模式,推进区域内各专科规范化建设,提升了专科专病救治能力。

（三）完善协同保障机制，发挥"三医"集成改革效应

一是建立医疗卫生人才绩效激励机制。①提高公立医院绩效工资总量调控水平。建立绩效工资总量调控机制，提高公立医院绩效工资总量调控水平线，最高调整到全市绩效工资基准线水平的 250%，加强对院长的激励约束，强化年度目标管理，院长绩效工资水平原则上按单位绩效工资年人均水平的 300% 考核发放。②建立医疗卫生人才"县管乡用"机制。按照"岗位固定、动态调整、人编捆绑"的原则，在保证基层医疗卫生机构编制数量不低于原标准的基础上，划出一定数量编制，设立"县管乡用"人才岗位，人员由医疗集团统一招聘、技术培养和业务管理，与服务的基层医疗卫生机构建立人事关系，签订聘用合同，享受所在基层单位岗位相关政策待遇。③建立考核激励机制。制定医疗集团综合绩效考核办法，加强对医疗集团绩效考核，设立医疗集团总院长年度目标考核奖 15 万元，加强对总院长及医疗集团管理团队的考核激励。市政府设立医共体发展专项资金 100 万元，列入年度政府预算，由市卫生健康委考核发放；医疗集团总部设立医疗集团管理资金，对公立医院按医疗业务收入的 1% 收取管理费（其中龙头医院定额收取），主要用于对医疗集团管理团队、下派到基层医疗单位工作的医疗业务骨干以及资源共享中心医务人员的考核奖励，不列入单位绩效工资总额。设立"院府合作"保障基金，由委托医疗集团管理的镇政府（街道办事处）提供（30 万 ~100 万元），用于"院府合作"委托管理的人员补贴、项目建设补贴、会诊补贴、基层人员培训补贴等，不列入单位绩效工资总额。**二是建立供需双方医保激励约束机制。**职工医保、城乡居民医保对两大医疗集团实行医保总额"打包付费"，实施"结余留用、合理超支分担"政策，超支由统筹承担，结余由龙头医院、社区卫生服务中心（镇卫生院）、社区卫生服务站（村卫生室）原则上按 6：3：1 比例进行分配。在市人民医院推行按疾病诊断相关分组（DRGs）付费方式改革，建立合理奖惩和风险分担机制，结余 10% 以内部分 70% 医院留用、30% 医保基金留用，超支 10% 以内部分 70% 医院承担、30% 医保基金补助，超支 10% 以上部分由医院全额承担。基本建立了供需双方

激励约束机制。**三是建立医疗服务价格动态调整机制。**在全市公立医院实施医疗服务价格动态调整集成改革。建立以成本和收入结构变化为基础的医疗服务价格动态调整机制,调增幅度原则上不高于20%,其中综合服务类不高于省规定的三类医院价格。每一次调整前,对上一次调整的实际运行情况进行全面评估分析。2018年12月起,调整医疗服务价格共4大类14小类1 052项,全年调整医疗服务结构性收入7 000万元。

(四)整合医疗卫生资源,提升医疗卫生服务整体效能

一是加强一体化管理,着力打造基层提档升级工程。根据江阴市"一城四片区"的总体规划,重点加强澄东、澄西、澄南、澄东南等四个片区医疗中心建设,4个片区区域医疗卫生中心均建成二级综合医院;在医疗集团内实行"八个合一"一体化统筹管理。市人民医院医疗集团总部设立"七部五中心",市中医院医疗集团总部设立"三办两中心",加强医疗集团内的统筹管理。**二是加强同质化服务,打造检查检验结果同城互认惠民工程。**建立病理诊断中心、消毒集中供应中心、影像远程会诊中心、临床检验中心,着重发挥区域资源中心的优势,以信息化助力医疗集团内统一出具报告,做到检查检验报告全城共认,让"信息多跑路,患者少跑腿"。**三是加强协同化服务,打造医防协同全生命周期健康管理惠民工程。**①开展公共卫生驻点,构建三位一体综合防控体系。将市疾病预防控制中心、妇幼保健所、健康促进中心等业务人员融入两大医疗集团,派驻到乡镇卫生院、社区卫生服务中心,加强对基层公共卫生服务工作的指导,实施驻点工作小组"片区责任管理"制度,设立每日100~200元的驻点工作考核奖,按工作实绩、驻点服务、驻点指导、驻点出勤等指标,由医疗集团考核发放。②加强基层培训指导,做实做细家庭医生签约服务。龙头医院通过派出医师参与签约服务团队,加强对基层人员培养培训、开展远程医疗和远程教育培训等工作。对家庭医生签约对象提高慢性病门诊补助比例、免收门诊一般诊疗费个人承担部分、免收健康管理服务费、优先就诊、优先检查、优先住院等服务,做到签约一人、履约一人、做实一人。③推进国家基本药物制度综合试

点,进一步扩大基本药物制度实施成果。统筹基层医疗卫生机构与二级以上医院用药衔接,完善基层签约慢性病患者"长处方"政策,满足签约慢性病患者实际用药需求,逐步实现用药目录衔接、采购数据共享、处方自由流动、一体化配送支付,同质化药学服务。**四是加强信息化建设,打造智慧医疗惠民工程。**与江阴银行合作,引进社会资本 1 000 万元,建设"健康江阴 - 银医通"智慧卫生工程项目,群众通过手机软件预约挂号、定时段看病就诊、查询各种检查报告等,通过手机脱卡在线支付费用,进一步缩短群众看病等待时间。与医保居民签约,通过手机绑定医保卡,建立虚拟"电子医保卡",实现医保在线支付。

二、取得成效

(一)全面提高基层医疗卫生机构服务能力

通过"院府合作"管理机制的创新,进一步提高了各级医疗机构的运行效率,有效落实医疗质量同质化管理,提升基层医疗卫生机构服务能力水平。2021 年,10 家基层医疗卫生机构通过"优质服务基层行"推荐标准,基层医疗卫生机构普外科手术量、内镜人次、肿瘤门诊人次、血液透析人次同比分别增长 17.0%、17.0%、12.0%、48.0%,新建无锡市级以上特色专科 5 个,三级手术年增长 20% 以上。

(二)激发基层医务人员的积极性

从 2017 年起,在全市社区卫生服务中心(乡镇卫生院)推行"核定收支、定额补助、超支不补、结余留用"的预算管理制度,实行主任(院长)目标责任制,社区卫生服务中心(乡镇卫生院)自求收支平衡,收支结余用于奖励性分配,绩效工资调增至其他事业单位绩效工资基准线的 150%,基层医疗卫生机构效益明显提升、医务人员积极性明显提高。

(三)有序就医格局基本建立

2018—2020 年,县域住院人次占比保持在 88% 左右,县域就诊率达到98%以上，县域内基层医疗卫生机构门急诊占比从47.3%提高到56.1%，提高了8.8个百分点。县域内基层医疗卫生机构中医药门急诊占比从5.8%提高到23.2%，提高了17.4个百分点。

"四个三"确保县域医共体帮扶落地见效

安徽省阜阳市阜南县

2020 年以来,安徽省阜阳市阜南县坚持以县级驻点人员为纽带,帮带结合,着力推动优质诊疗资源下沉,带动基层卫生健康服务能力全面提升。2021 年,全县乡镇卫生院诊疗量达到 150 万人次,较 2016 年提升了 70%,基层诊疗量占比达到 75% 以上,外科手术人次突破 4 000 台次,较 2016 年同比提高 3 倍以上。

一、强化三重保障,护航医共体改革

一是强化组织保障。将医共体改革作为党政"一把手"工程,把持续深化紧密型县域医共体建设作为巩固脱贫攻坚成效和推动乡村振兴战略有效衔接的重要抓手,进一步强化党委领导、政府规划、财政支持、分工协调、综合监管等职能,健全完善统一、协调、高效、有序的医共体建设管理体制,持续筑牢"大病县内治、小病就近看、未病共同防"的新型县域分级诊疗体系,巩固"百姓得实惠、医生有激情、医院能发展"的改革成效。**二是强化财政保障。**持续加大财政对卫生健康倾斜力度。划拨建筑用地 630 亩(420 000m²)用于 4 所县级医院新区建设,目前,阜南县中医院、阜南县第三人民医院、阜南县妇幼保健院新区陆续投入使用,阜南县人民医院新区于 2019 年 8 月开工建设;投入大量资金,规划阜南县传染病医院等 14 个县乡医疗卫生机构改扩建项目,建设 200 余所医疗、养老和康复"三合一"多功能村卫生室,县乡村医疗卫生机构基础建设得到全面升级。**三是强化制度保障。**按照"超支原则不补,结余考核留用"原则,基本医保基金按人头包干预付制,卫生健康、医疗保障部门联合对医共体成员单位实行"事前干预、事中监管、事后考核"的医保资金管理模式,考核评价医共体建设成效。2016 年以来先后分配结余资金 4 000 多万元,重点向卫生院和村卫生室倾斜,提升乡村两级医务人员积极性。

二、构建三级管理,巩固帮扶架构

一是推行领导班子联络制度。实行三级联络制度,3 名县卫生健康委领导班子负责联络 3 家医共体;24 名牵头医院领导班子成员负责联络 30 家医共体乡镇成员单位,154 名乡镇卫生院(社区卫生服务中心)领导班子联络 328 家村卫生室(社区卫生服务站),负责医共体日常业务联络,保障医共体高效有序运行。**二是构建质控包保机制。**以 3 家牵头医院药剂、院感、质控科室为主体,组建医共体药剂、院感等专业质控队伍,选派 13 名人员分片指导基层医疗卫生机构院感、质控工作,每周至少现场督导指导 1 次;选派 30 名护士长对 30 家乡镇卫生院(社区卫生服务中心)实行"一对一"包保,负责基层医疗卫生机构护理质量提升,持续改进群众就医感受。**三是推动资源下沉常态化。**结合安徽省"百千万"工程,根据基层医疗卫生机构实际需求,以内科、外科、妇产科、儿科等科室为主体,2021 年以来先后选派两批次 82 名中级以上职称人员到基层医疗卫生机构长期驻点,针对性开展技术帮扶,提升基层诊疗能力。从三家医共体牵头医院抽调 36 名中、高级临床医务人员组建 14 支健康促进专家义诊巡讲团,常态化开展义诊和健康教育宣传,引导居民形成科学的生活行为方式,2021 年以来已开展义诊、健康巡讲60 余次。

三、完善三项举措,激发帮扶动力

一是绩效管理激潜力。对驻点医师实行目标责任管理,驻点期间取消县级医院处方权,并对其制定相应诊疗数量、病例质量、服务质量、帮扶成效等的具体考核指标和管控目标;同时将驻点医师工资绩效管理科室调整为医共体办公室,定期考核驻点医师帮扶工作成效,对达到合格以上标准的,在不低于驻点医师原所在科室平均绩效的基础上,对因帮扶产生的增量收入,驻点医师可参与卫生院绩效分配,驻点医师平均绩效达 12 万元以上。**二是目标管理聚合力。**将牵头医院和卫生院主要负责人和领导班子联络员绩效与成员单位和村卫生室(社区卫生服务站)工作成效挂钩,提取关键性指标对联络员工作成效进行考核,按月统计排名通报,对于连续排名靠后的实行约谈,确保管控目标同向,共同发力,确保责任压实到位。**三是职称优聘增活力。**对 26 名参与乡村医疗卫生服务能力提升"百千万"工程"千医下乡"驻点的医务人员,在考核合格的情况下实行晋升职称"免试";对 56 名驻点医师,结合晋升高级职称必须进行基层驻点一年的规定,在同等资格条件下予以优先聘用。2016 年以来,已有 128 名县级医务人员晋升高级职称。

四、狠抓三种要素,提升帮扶成效

一是保障乡村药品采配。成立医共体中心药房,结合基本药物目录和国家医保药品目录,结合实际制定医共体统一用药清单,对基层平台不能采购的药品统一由牵头医院统一采购供应,2020 年以来已通过中心药房供应给基层医疗卫生机构药品 800 多万元。**二是激发人才内生动力。**依托驻点医师原科室技术力量,推动科室帮建、共建常态化、制度化,帮助卫生院拓展服务项目、改善医疗质量,积极创建特色专科,目前 4 家卫生院已成功创建中医科、外科、儿科等省级特色专科 8 个。在基层医疗卫生机构广泛开展"师带徒"活动,为每名驻点医师选配 1 名学徒,按照"2-2-40"模式为基层培养"留得下、用得上"的专业技术人才,变单纯"输血"为"输造"并重,已培养师带徒人员 235 名,2020 年以来各乡镇新开展诊疗技术近 40 项。**三是推行检查同质化认证。**在构建远程诊疗平台,结合同质化认证,全面实现影像、超声、心电的远程医疗服务,构建"基层检查、上级诊断、县域互认"的服务通道的基础上,实行检查检验结果互认制度,建立检查检验结果互认清单,牵头医院组织人员对医共体内各成员单位 146 台检查检验设备进行同质化认证,对 113 名从业人员进行同质化培训,帮助基层卫生院配置设备 12 台、人员 7 名,全面消除设备和人员互认障碍。同时各医共体在保证质量前提下签署互认协议,实现结果县域互认,切实减少重复检查检验,有效弥补基层医务人员数量不多、能力不足的短板,截至 2021 年已通过影联网实现远程诊断 11.3 万例、检验服务 50 余万例。

"三味真火"助推县域综合医改

福建省福州市永泰县

福建省福州市永泰县属经济欠发达山区县,全县人口 38 万人。多年来,县域医疗卫生发展滞后,长期面临招人难、留人难的困境;而且作为省会近邻县,受省城虹吸效应明显,县域内就诊率低。为了改善民生,提升县域医疗水平,永泰县立足县情,以紧密型县域医共体建设为契机,烧旺"三味真火",助推县域综合医改,实现了"百姓得实惠、医院得发展、医生受激励"目标。

一、主要做法

(一) 第一味真火,建机制

针对医疗卫生事业存在的问题,永泰县积极学习借鉴福建三明等地医改经验做法,结合实际,认真谋划破题;主动作为,探索医共体改革工作,2017 年启动县域医共体体组建工作,调整优化医改推进工作机制。成立以县委主要领导为组长的县医改领导小组,统筹推进县域内医药卫生体制改革工作,并将医改工作列入全县深化改革的重要内容,统一部署,高位推进。成立县公立医疗机构管理委员会(本文简称医管委),由县政府主要领导担任医管委主任,建立编制、人社、卫生健康、财政、发改等部门协同推进的工作机制,定期召开会议协调解决涉及公立医院改革及医共体建设重大事项。由一位副县长统一分管涉及医改领域的卫生健康、医保、药品、人事等事项。县域医共体组建初期,由县政府分管领导兼任县卫生健康局局长,强力推进医改各项工作。

以工作机制为基础,永泰县积极抢抓县域综合医改试点机遇,主动对标新时期卫生健康发展的新形势、新要求,扎实推进医药卫生体制改革和健康永泰建设。**一是重整架构,完善机制。**整合县域内 3 家县级医疗卫生机构、20 个乡镇卫生院、1 个社区卫生服务中心和 260 个公益性村卫生所,组建横向到边、纵向到底的县乡村三级紧密联系的医疗卫生共同体(即总医院)。总医院作为县域内代表政府履行办医的主体,负责各成员单位国有资产的运营和管理,拥有事业单位法人代码和独立法人资格;医共体成员单位加挂总医院分院牌子,法人变更为总医院院长,由总医院实行"八统一"管理;乡镇卫生院实施新型乡村卫生所一体化管理。按照"结余留用、超支合理分担"原则,实行县域医保基金包干。**二是强化管理,充分放权。**成立县总医院党委,实行党委领导下的院长负责制,原隶属于乡镇的党组织划归总医院党委,将党支部建到科室。强化政府对总医院及其成员的财政投入保障责任不变,以总医院为单位编制预算,财政资金投入直接对应总医院。推动全员薪酬制度改革,实行院长总会计师年薪制与考核制,合理设定岗位薪酬积分或比例系数,实现多劳多得、优劳优酬。**三是探路拓径,培养人才。**创新乡镇卫生院临床医生"县管乡用"流动管理机制、县级医疗卫生机构临床医生管理机制,加强以全科医生为主的"11 个一批"基层卫生人才培养,破解边远地区人才短缺困境。同时设立人才基金池,探索区域内人才流动和共享机制,出台高级人才引进、人才返聘、招聘优惠政策,保障医学人才的引进、培养、下乡帮扶服务人员以及中医药事业发展经费。

(二) 第二味真火,强县级

坚持以人民健康为中心,推动省、市、县级医疗人才资源梯度下沉,实施县域内医疗资源整合共享,落实县医院在县域医共体中的龙头作用,全面提升医疗卫生服务能力,力争尽快达到县级综合医院国家推荐标准。**一是合力发展重点专科。**将永泰县妇保健院的临床医疗部分纳入总医院,孕产妇全周期服务再充实、再分工、再提升;整合永泰县人民医院和中医院康复医疗部分,共建共享,把康复服务根植到县医院相关科室病房,县医院内科副主任以上医师参与中医院内科病区查房,县医院和中医院急危重症和慢性疾病合理分流,强化医疗卫生服务能力;扩大县医院急诊科规模,预留床位为各分院提供急危重症转诊处置;县医院建设危重症新生儿救治中心、胸痛中心、创伤中心、卒中中心、危重症孕产妇救治中心等"新五大中心",提升临床服务和急诊急救能力;扩大永泰县精神病防治院床位规模,从 2017 年的 30 张扩大到 2021 年的 150 张,提升县域重性精神疾病治疗和管理能力。**二是推动智慧医疗建设。**实施县域卫生资源共享模式,实施市县和县乡远程会诊,弥补基层诊断能力薄弱,引导并方便群众就近就医,推动分级诊疗体系建设,实现让"信息多跑路、群众少跑腿"。在世界银行信息化建设项目基础上,与县农业银行开展"银医合作",建立银行出资、第三方建设、县总医院使用的合作机制。依托县医院建立互联互通的心电诊断中心、影像诊断中心、消毒供应中心、临床检验中心、病理检查中心等县域资源共享"五大中心",提高县域医疗资源配置和使用效率;搭建全民健康管理、健康促进网络服务、急危重症管理三大智能平台,提高医疗卫生服务连续性。**三是上联优质医疗资源。**县总医院与 10 家省市三甲医院建立医联体,建立专科联盟。与福建医科大学附属第一医院建成医疗健康联合体,成立专家工作站,首批实施康复科、中医科、胸痛中心、卒中中心 4 个学科能力提升项目。以县政府名义聘任 73 名省、市级三甲医院知名专家组建专家顾问团,通过专家坐诊、手术、临床带教和讲座等方式,提升县级医疗卫生服务水平。

(三)第三味真火,稳基层

以紧密型县域医共体建设为载体,构建整合型医疗卫生服务体系;以提升医疗质量为核心,着力提升县乡村服务能力;以家庭医生签约为抓手,促进形成合理有序诊疗格局。**一是加快补齐基础设施短板。**强化政府责任,加大财政投入,在财力并不富裕的情况下,从 2017 年开始,投入近 5 亿元,加强医疗基础设施、医疗卫生人才队伍及信息化等建设。制定基层医疗卫生机构基础设施提升行动计划,积极争取中央财政预算资金和省、市级补助资金,加快推进县总医院、乡镇卫生院在建项目建设,按照轻重缓急、统筹安排、分步实施的原则,"十四五"期间补齐乡镇卫生院、村卫生所基础建设短板;推动与中国社会福利基金会、中国民主同盟中央委员会的合作,引进一些乡镇卫生院紧缺设备,为嵩口镇、大洋镇两个中心卫生院配置 CT 机,到 2023 年"四院一中心"(县医院、县中医院、县妇幼保健院、县精神病防治院、县疾病预防控制中心)达到标准化;葛岭镇、城峰镇、梧桐镇、嵩口镇等 4 个乡镇卫生院建成社区医院,同时,全县至少有 1 家乡镇卫生院达到县域医疗分中心标准。抓好村卫生所业务用房建设,按照"一村一所、填平补齐"的原则,通过新建、改扩建、公共租赁等方式,分两年对业务用房未达标的 47 所村卫生所进行新建或改扩建,确保到 2022 年实现村村有 1 所业务用房达标的村卫生所目标。**二是强化基层医疗卫生服务提升。**推动分级诊疗,明确乡镇卫生院诊疗病种目录,统一县域医共体成员单位的药品耗材目录,制定统筹县级医院病床,开通转诊绿色通道,优先安排乡镇上转患者住院床位号源,畅通转诊会诊机制。县级医院中级职称以上医护人员通过下乡会诊、手术、专家巡诊、驻点帮扶、健康宣讲、师带徒等六种形式下沉帮扶。依托永泰县医学会和永泰县中医药学会,不定期举办线上或线下各类学术会议、培训班等,提升基层医务人员服务水平;通过定向委培和"县管乡聘村用"方式,动态储备乡村医生,实施乡村医生规范化培训项目,推进村村有合格乡村医生。**三是推动医防融合健康养成。**组建家庭医生签约服务团队,建立慢性疾病管理中心,设立高效畅通的慢性疾病药品、信息化管理平台,以高血压、糖尿病、慢性阻塞性肺疾病等慢性疾病管理为切入点,推行"一病两方",逐步建立"疾病预防、医疗救治、健康管理"三位一体的医防协同融合服务新模式,努力让老百姓"少生病、晚生病、不生大病"。强化公共卫生管理,推进公平可及。县卫生健康局、县总医院联合出台提升全县基本公共卫生服务的十七条措施,涉及组织领导、人员配置、业务考核、经费保障、部门协作、医防融合、业绩奖惩等方面,引进第三方考核,多层面、全方位抓好基本公共卫生工作。制定"健康永泰行动计划",全面推动国家健康促进县创建工作。完善覆盖城乡的健康促进支持性环境网络,开展健康村(社区)、健康家庭、健康学校、健康医院、健康机关、健康企业等创建活动,引导居民养成良好的卫生行为习惯和生活方式,增强居民的健康意识和自我保健能力,全面提高居民健康素养。

二、取得成效

(一)看病负担逐年减轻,人民群众得实惠

2018—2020 年,城乡居民医保出院次均自付费用从 1 652.5 元减少至 1 550.6 元;城镇职工医保出院次均自付费用从 1 503.5 元减少至 1 215.8 元。

(二)收入结构渐趋合理,县域医疗卫生机构得发展

2018—2020 年,县级医院医务性收入占比从 25.56% 增加至 32.36%;乡镇卫生院医务性收入占比从 12.62% 增加至 27.12%。县级医院药占比从 35.98% 降低至 32.63%;乡镇卫生院药占比从 78.10% 降低至 53.68%。

(三)薪酬待遇逐步提高,医务人员受激励

2018—2020 年,县级医院医务人员平均年薪从 9.28 万元提高至 12.79 万元;乡镇卫生院医务人员平均年薪从 7.90 万元提高至 8.81 万元。

整合资源 深度融合
持续推进县域医共体建设

江西省鹰潭市贵溪市

江西省鹰潭市贵溪市作为全国第一批紧密型县域医共体建设试点县及江西省县域综合医改试点县,同时承载着全国城乡融合发展试验区先行先试工作任务,以整合优质资源、创新体制机制、深度多方融合为突破口,建立"责任清单化、服务整体化、管理融合化、医疗同质化"的县乡村一体化服务模式,形成"县域一盘棋、管理一本账、服务一家人"的运行机制。

一、主要做法

(一)高位保障,夯实责任清单化

一是健全管理体制。市委、市政府把医共体建设列为重点民生工程,作为推动医改纵深发展的"一把手工程"抓好抓实。成立由市委书记牵头、市政府相关领导、部门主要领导参与的市医共体领导小组和由市长任组长、分管卫生健康工作的市领导为副组长、相关部门主要领导为成员的市医共体管理委员会(本文简称医管委),研究制定了市医管委、市卫生健康委、医共体总院及成员单位责权清单,完善了医共体管理委员会工作机制及运行规则。**二是加大财政投入力度。**对基层医疗卫生机构按照"公益一类"予以财政保障,对公立医院财政补偿做到"只增不减",按实际开放床位数定岗,以岗定员,对在岗人员不论编内编外统一实行"60%的差额补偿"政策;加强医共体项目工程建设,成立市医共体建设项目指挥部,争取 5 个多亿的专项债及中央预算内资金,启动了市妇幼保健院(含市疾病预防控制中心、市 120 指挥中心)整体搬迁建设项目,对市人民医院传染病病区和发热门诊大楼进行了扩建,新建了市中医院规范化发热门诊大楼,对乡镇卫生院和 171 家公有产权村卫生室进行装修改造以及添置急需配备的医疗设备。**三是深化医保支付方式改革。**按照"总额预算、结余留用、合理超支分担"的原则,市医疗保障局与医共体总院建立协商机制,明确预算总额,由医共体总院通过加强管理和考核,对分院医保资金进行了统一管理。

(二)建章构架,落实服务整体化

一是完善政策制度。市委、市政府研究出台了《贵溪市开展县域综合医改试点工作实施方案》(贵办发〔2019〕7 号)的纲领性文件,同时制定了包含医共体组建、财政补偿、薪酬制度改革、绩效改革、人财物统一管理、医保支付、"双下沉、双提升"等工作的 50 余个相关配套制度,有效保障紧密型医共体建设试点工作稳步推进。**二是整合县乡医疗卫生资源。**成立以市人民医院为龙头、14 家医疗单位组成的市人民医院医共体和以市中医院为龙头、9 家医疗单位组成的市中医院医共体,医共体实行理事会治理机制和党委领导下的院长负责制,通过成员单位集体讨论,建立医共体章程及相关制度;在保证所属医疗卫生机构法人资格、单位性质、人事编制、政府投入、职责任务、优惠政策、原有名称"七不变"的基础上,统一医共体法人资格。**三是完善资源集约配置。**在医共体总院组建医共体党政办公室等"十大中心",对医共体成员单位实行了党政、人员、资金、业务、绩效、药械"六统一"管理;医共体总院有人事管理、内部机构设置、收入分配、运营管理等自主权。

(三)"县管乡用、乡聘村用",强化管理融合化

一是探索"县管乡用"管理。积极探索建立编制周转池制度,医共体内实行"编制统一管理、人才统一招聘、人员统一调配"的"县管乡用"政策。**二是探索"乡聘村用"乡村一体化管理体制。**贵溪市印发《乡村

医生"乡聘村用"实施办法（试行）》，建立了四制（即定岗聘用制、工资报酬制、养老金保险制、医疗风险化解制）、六统一（即行政财务统一管理、业务开展统一规范、药品耗材统一配送、服务收费统一价格、岗位用人统一调配、绩效考核统一标准）的乡村一体化管理体制，乡村医生与乡镇卫生院建立聘用关系，成为乡镇卫生院聘用职工，按照基本工资加绩效工资的方式落实乡村医生待遇，并统筹安排在岗乡村医生参加养老保险、医疗责任险等，充分调动乡村医生的积极性。**三是完善薪酬激励机制。**按照"两个允许"的要求，允许医共体总院、所属医疗卫生机构绩效工资总量（含绩效工资增量）调控线控制在全额拨款事业单位绩效工资总量的 3 倍以内；对医共体领导干部的薪酬制度进行改革，医共体总院党委书记、院长及分院负责人实行年薪制管理，所有年薪由市财政予以足额保障；主要领导的年薪及其他干部职工的薪酬待遇，与年终绩效考核评价结果实行挂钩；落实医共体内干部职工奖励绩效工资与医疗服务性收入"挂钩"政策，调动医疗卫生机构、医护人员重技术、提能力、强服务的工作积极性。

（四）上联下沉，实现医疗同质化

一是上联省市强龙头。贵溪市进一步加大与省级医院合作办医力度，通过省级的优质医疗资源下沉"一对一"帮扶来全面提升县域医共体总院的服务能力。市人民医院与南昌大学第一附属医院开展医联体建设，计划用三年的时间将贵溪市人民医院、贵溪市中医院分别打造成三级乙等医院。**二是资源下沉强基层。**研究出台《贵溪市医共体落实"双下沉、双提升"工作指导意见》，医共体总院把强化基层医疗卫生服务作为份内事，主动推动优质医疗资源、优秀人才等实实在在向基层下沉。通过专家定期坐诊、在分院开展特色科室建设、适宜技术推广和下派医疗技术骨干到分院担任业务副院长等，不断提升基层医疗卫生服务能力。政府将医共体总院在岗人员所有的财政补助与"双下沉、双提升"落实情况直接挂钩。**三是信息化搭建服务桥梁。**全市投入 1 500 余万元，新建贵溪市智慧医疗信息化建设，通过搭建医共体平台、打通县乡村三级卫生健康专网和建立医共体总院医学影像、远程会诊等应用，实现

"乡检查、县诊断"的区域结果互认,让农村居民在乡镇卫生院就可以享受到二级医院"同质化"服务。**四是考核促进医防融合。**贵溪市建立以村卫生室为基础、乡镇卫生院为主体、公立医院为医疗服务支撑、公共卫生机构为指导的基层医防融合体系。市卫生健康委制定公共卫生服务包内容及价格、医防融合绩效考核方案,将考核结果与公共卫生补助经费拨付、家庭医生签约服务团队年度绩效、村卫生室年度绩效挂钩。

二、取得成效

(一)"强基层"成效初显

基层医疗卫生机构科室建设不断健全,开展的新项目、新技术不断增加;自 2021 年医共体影像、心电中心运行以来,累计完成基层医疗卫生机构上传影像业务近 4 000 例,"基层检查、县级诊断"促进了基层医疗卫生服务能力提升。塘湾中心卫生院陆续开展剖宫产术、阑尾切除术、腹股沟疝修补术等外科手术,实现外科手术零突破;罗河中心卫生院加强中医专科建设,康复科病床由原来的 8 张增加到 18 张,中医康复服务人次同比增长 100% 以上。

(二)分级诊疗就医格局初步形成

截至 2021 年 11 月底,全市县域就诊率为 86.49%,较上年同期增长了 2.37 个百分点;慢性病患者规范管理率为 70.3%,比上年增长了 4.7 个百分点。基层医疗卫生机构门(急)诊人次达到 40 余万,较上年同期增长 22.0%,逐步形成"小病不出乡镇"的分级诊疗格局。

(三)群众就医获得感不断增强

通过远程医疗、专家下沉和特色科室创建,一些新项目、新技术在基层医疗卫生机构得到推广使用,变原来的"患者跑"为现在的"信息跑、医生跑",实现群众看病就医"少跑路、跑短路、不跑路",大大减少就医费用和就诊时间,群众就医满意度和获得感不断增强。

深化"336"改革模式
打造县域综合医改升级版

山东省临沂市费县

近年来,山东省临沂市费县以全国紧密型县域医共体试点县、国家首批县级公立医院综合改革试点县和省级公立医院综合改革示范县建设为契机,探索建立了"党政主导、三医联动、县域一体、共建共享"的县域综合医改路径。2021年,费县深入实施健康中国战略,突出改革系统联动,聚焦医共体管理、医疗卫生服务体系建设、重点领域改革,深化"336"改革模式,全力打造县域综合医改升级版。

一、主要做法

(一)完善三个医共体管理机制

一是建立一体发展机制,打造"管理共同体"。由费县人民医院牵头,全县22家县乡医疗卫生机构组成紧密型县域医共体,完善行政、业务、信息等统一管理机制,打造整合型医疗卫生服务体系。2021年1—10月,15支县级专家团队、4名业务骨干下沉乡村帮扶;35个"万名医生下基层"服务团队,开展诊疗4 765人次、巡诊950户次、培训3 629人次,提升了基层服务水平。二是建立资源共享机制,打造"服务共同体"。依托费县人民医院建设医学影像、医学检验、消毒供应、远程医疗等6个县域医疗卫生服务中心,2021年1—10月累计提供标准化、同质化服务6.63万例(件)。规范运行20个质量控制中心,开展现场质量控制 23 次;12 个院感质量控制专班每月 2 次到医疗卫生机构督导检查。组织质量管理、院感、中医药适宜技术等培训班 21 期培训 3 400 余人次,并举办中医药经典临床应用技能竞赛。**三是建立分工协作机制,打造"责任共同体"。**实施分级诊疗制度,以三级体系建设为抓手,明确各级医疗卫生机构功能定位,推进县乡分开。以优质资源配置为抓手,推行乡镇卫生院分类管理、错位发展,推进区域分开。以病种分类管理为抓手,制定分级诊疗病种目录,首批确定县级诊疗病种 136 个、乡级 112 个、村级 18 个,对 57 个病种实行单病种临床路径同质化管理,推进上下分开。以学科共建共享为抓手,探索县级医院日间手术、乡镇卫生院术前准备术后康复分工协作服务模式,有效分流急性期、恢复期患者,推进急慢分开。依托信息化支撑,医共体内双向转诊 428 例。

(二)提升县乡村三级医疗服务能力

一是强化县级。投资 21 亿元,建设县人民医院、妇幼保健院、疾病预防控制中心、精神病医院 4 个新院区。持续巩固胸痛、卒中中心建设成果,房颤中心、呼吸与危重症医学科通过国家级验收,癌症规范化病房通过省级验收。市级以上重点专科达到 34 个;开展新技术、新项目 62 项,填补县级空白 8 项、市级空白 1 项,治大病能力不断强化。**二是激活乡级。**全面落实乡镇卫生院一类保障、二类管理政策,2020—2021 年新增专业技术人员 150 余人。投资 2 000 万元,实施卫生院标准化建设和国医堂工程,完成 15 家卫生院整体提升,培育特色专科 32 个。建设 6 个县域医疗卫生服务次中心,5 家卫生院转型"医养结合"发展模式。**三是稳定村级。**投资 1 000 万元,实施村卫生室三年提升工程,建设农村中心卫生室 80 个、城市社区卫生服务站 15 个,改扩建标准化村卫生室 238 个,形成了村居十分钟健康服务圈。将村卫生室运行经费(每年 2 万元)纳入县级财政预算,采取"县招乡管村用"办法选配乡村医生。

(三)深化六个重点领域改革

一是推进建立现代医院管理制度。费县人民医院作为全省建立健全现代医院管理制度试点,将党建工作写入医院章程,明确医院党委与行政领导班子议事决策制度,成立专业管理委员会12个,修订规章制度22个,推行科室医疗质量千分制绩效考核,全面实行预算管理、成本核算,医院内部运行和医疗服务质量得到持续提升。**二是推进药械供应保障改革**。建立省网集中采购和医疗机构自主采购相结合的采购机制,加入临沂市药械采购联盟,医共体对成员单位所需药械实行统一采购、阳光采购、集中带量采购,以量换价、降低成本。2019年以来,组织参加国家及省药品集中带量采购5批次,涉及药品169种,平均降价55.46%,最高降幅98.6%,为群众节约看病费用6 200余万元。推动国家及省组织的高值医用耗材集中带量采购落地,执行冠脉支架和人工晶体等7类高值耗材采购3批次,价格下降60.0%~95.6%。**三是推进医保支付方式改革**。建立总额预付、结余留用、合理超支分担机制,将医保基金按医疗机构核算改为按人头核算,县内可用基金的90%打包总额预付给医共体,采取按病种支付、层级差异化支付、恢复期向下转诊连续计算起付线等调控手段,引导医疗机构主动控费,结余基金由县域医共体按照基金管理有关规定,用于扩大家庭医生签约服务范围和内容等方面。**四是推进医疗服务价格改革**。坚持"总量控制、结构调整、有升有降"的原则,科学测算、详细评估、动态调整医疗服务价格,注重体现劳动价值,理顺医疗服务比价关系,提高医疗服务收入占比,促进医疗机构自主控费,更好地调动医务人员积极性。县级公立医院综合改革启动以来,累计调整医疗服务价格3次,调整医疗服务收费项目5 000余项。**五是推进人事薪酬制度改革**。充分赋予医疗机构用人自主权,简化特需人才招聘程序,引进高层次人才享受"费县人才新政22条"奖补政策。按照"两个允许"要求,推行奖励性绩效工资差异化分配。按照"按需设岗、竞聘上岗、以岗定薪"的原则,统一核编增岗,新增中、高级岗位489个,新聘任中、高级职称80人。**六是推进中医药服务体系改革**。成立中医医联体,实行"六统一"管理。投资200余万元,建设800余平方米的共享中药房,为患者提供统一的普通煎剂、浓煎剂、膏方、丸剂等个体化、同质化服务。

二、取得成效

（一）分级诊疗格局初步形成

费县医保基金县域内支出率从 2018 年的 62.98% 提高到 2020 年的 83.06%。2021 年 1—10 月，基层首诊率提高到 95.2%，县域就诊率提高到 91.1%。

（二）县域医疗服务能力稳步提升

牵头医院出院患者三、四级手术比例从 2018 年的 42.9% 提高到 2020 年的 53.7%，2021 年 1—10 月，住院患者三、四级手术比例达到 57.9%。牵头医院帮助基层开展新技术、新项目的数量从 2018 年的 3 项提高到 2020 年的 15 项，达到乡镇卫生院"优质服务基层行"活动基本标准和推荐标准的机构数量增加到 15 个。

（三）人民群众得实惠

参保人员住院费用实际报销比从 2018 年的 47.9% 提高到 2020 年的 54.2%；2021 年 1—10 月，共享中药房为居民代煎中药 1.94 万付，实现了线上开方、送药上门、智慧服务。

创新"1+N"紧密型机制
打造共建共享共赢县域医共体

四川省攀枝花市米易县

近年来,四川省攀枝花市米易县委、县政府认真贯彻落实健康中国战略及省、市、县卫生健康大会精神,坚持以"县强、乡活、村稳"的一体化改革为指导思路,全面推进紧密型县域医共体建设,初步形成具有米易特色的路径模式。

一、主要做法

(一)坚持五个到位

一是坚持高位推动,领导重视到位。县委、县政府始终将深化医改摆在全县经济社会发展的重要位置,成立了以县委书记、县人民政府县长为"施工队长"的县域医共体建设试点工作领导小组,形成了县委书记、县长负总责,分管领导具体抓,牵头部门及成员单位紧密联系、通力合作的工作格局。**二是坚持顶层设计,政策配套到位。**制定《米易县紧密型县域医疗卫生共同体建设试点实施方案》《米易县紧密型县域医疗卫生共同体绩效考核办法(试行)》《米易县紧密型县域医疗卫生共同体医师下基层积分制考核办法(试行)》等系列配套文件,形成政府主导、卫生健康局牵头、部门联合、县乡两级医疗卫生机构具体实施的工作模式。**三是坚持"1+N"新模式,三级紧密联动到位。**由 1 个牵头医院,即米易县人民医院与县中医医院、县妇幼保健院、11 家基层医疗卫生机构组成"1+N"模式的紧密型县域医共体(沿用"米易县医疗集团"名称)。按照"123"纵横互动科学框架,即以 1 个县级综合医院(县人民医院)、2 个县级专科医院(县中医医院、县妇幼保健服务中心)为中心的县级医院横向联系,以 3 个区域公共卫生医疗服务中心(丙谷、白马、普威)为核心的乡镇卫生院纵向管理进行布局,充分调动医疗、人力、设备资源,高效整合运行,逐步形成纵横互动,片区包抓的县乡村三级"紧密型"医疗服务保障新网络。**四是坚持实行一个打包、两个分包,发挥资金效益到位。**实行基本公共卫生服务经费按县域医共体服务常住人口总额预算打包,由县医疗集团统筹考核管理和使用;实施城镇职工和城乡居民医保二类门诊特殊疾病医疗补助按病种结合人头付费、城乡居民医保门诊统筹按人头分包付费,实行医共体医保基金"一个总额"预算管理,超支不补、结余留用。**五是坚持明确职责清单,整体高效推进到位。**制定县域医共体建设 3 张职责清单,明确县域医共体建设试点工作领导小组、卫生健康局、医共体的职能职责,进一步理顺职责关系,达到各司其职、分工协作,提高工作效率,充分发挥整体效能的目的,确保医共体建设有序推进。

(二)紧抓一个突破口

按照"两个允许"要求,推进基层医疗卫生机构建立"公益一类保障与公益二类激励相结合"的运行新机制,完善基层医疗卫生机构绩效工资政策,建立符合医疗卫生行业特点、有利于人才下沉和医疗集团发展的薪酬制度。医务人员收入由医疗集团自主分配,以岗位为基础,以绩效为核心,打破单位、层级和身份区别,建立多劳多得、优绩优酬的内部分配机制。推进"医院统筹设计、科室分别核算、医护分开管理、绩效垂直发放"的绩效管理机制。自 2010 年起,米易县基层医疗卫生机构实施公益一类保障,在编人员基本工资和基础性绩效工资、离退休人员全额工资、公共卫生服务经费、基本药物制度补助等经费全额列入年度财政预算;实行公益二类激励,按照"两自主一倾斜",允许基层医疗卫生机构自主调整基础性和奖励性绩效工资比例,允许基层医疗卫生机构医疗服务性收入扣除成本并按规定提取各项基金后结余的 60% 用于人员奖励,薪酬分配向临床一线、关键岗位、业务骨干倾斜,合理拉开差距。

(三)创新六项举措

一是加强战略合作,提升县级医院综合能力。 充分发挥省市级公立医疗机构的作用,与县级医院组建多种形式的医联体,通过专科共建、临床带教、业务指导、教学查房、科研和项目协作等多种方式,提升县级医院医疗服务能力与管理水平。米易县人民政府分别与四川省妇幼保健院、攀枝花市中心医院、攀枝花市中西医结合医院签署战略合作协议,县人民医院与攀枝花中心医院、县中医医院与攀枝花市中西医结合医院、县妇幼保健服务中心与四川省妇幼保健院合作,组建医联体,在合作期内米易县人民医院成功完成三级乙等综合医院验收,米易县中医医院、县妇幼保健服务中心分别达到三级乙等中医医院、三级乙等妇幼保健院水平。以"阳光康养"治未病为突破点,吸引国家级、省级名医到米易县,发挥"候鸟专家"医疗技术特长,坐诊医疗集团。**二是分类发展乡镇卫生院,建设县域医疗卫生次中心。** 在省、市卫生健康委的大力支持和指导下,米易县按照"以治疗救治为中心"和"以健康服务为中心"分类发展乡镇卫生院,将丙谷镇、白马镇、普威镇中心卫生院建成县域医疗卫生次中心,加大次中心基础设施和设备投入,医疗卫生服务能力得到显著提升,真正实现周边乡镇群众的常见病和多发病均可在次中心内解决,重大手术和疑难杂症在县级医疗机构解决,最终形成"小病在乡镇,大病到县城,康复回乡镇"的就医大格局。**三是提升中医药服务能力。** 以县中医医院为龙头,建立米易县医疗集团中医药适宜技术推广培训基地,各成员单位植入中医治疗,投入资金打造针灸康复中心,把中医药适宜技术推广工作纳入医疗集团年度工作目标,将中医药适宜技术的推广和应用纳入医疗集团各成员单位年终绩效考核。2020年,全县共开展49项中医特色项目,服务415 125人次,较医疗集团成立前(2018年)同期增长32.2%,米易县中医药服务水平得到明显提升。**四是创新管理机制,开创县医疗集团管理新局面。** 将信息化、财务管理、药械招采、质量控制、用药目录进行统一管理。同时,进一步优化绩效考核和薪酬分配制度,制定集团薪酬制度改革和基层医疗卫生机构绩效管理方案,实行人事薪酬改革,落实岗位设置自主权。**五是检查检验结果互认。**建设县域医学影像、心电诊断、检查检验、病理诊断、远程会诊、消毒供应"六大中心",呈现基层检查、上级诊断、区域互认的县域内资源集约配置格局。**六是重塑学科布局,做强"中心"建设。**县医疗集团根据县人民医院、县中医医院、县妇幼保健院专科发展重点、特点重塑学科布局,西医着力加强专业技术综合能力和服务能力建设,创建胸痛中心、卒中中心、高危孕产妇救治中心、危重新生儿救治中心、创伤中心,提升危急重症救治能力;中医着力加强中医药健康服务和中医药治未病综合服务能力建设,成立针灸康复中心和中西医结合健康管理中心;妇幼着力加强妇女儿童保健,成立妇女儿童中心,确保米易县卫生健康事业高质量发展。

(四) 实现"共建共享共赢"

一是县委、县政府不断强化医共体建设投入保障,积极推进医共体基础提升工程,累计投入 2.15 亿元,重点用于建设县人民医院住院综合楼、搭建一体化信息平台、医疗设施设备提升等方面,推进医疗集团内县、乡医疗卫生机构信息系统融合,实现对医疗服务、公共卫生服务、健康管理等信息互联互通,建立网络就医平台,实现医共体基础配套设施的跨越式提升。**二是**医疗集团实行人、财、物等统筹管理后,减少政府重复投入,政府主办医疗成本降低,医院分级诊疗秩序得到规范,职工福利增加、能力提升,医务人员医疗技术水平提高,居民对医务人员的认可,居民就医更加便捷、看病方便、医药支出减少,居民健康素养提升。基本达到"群众得实惠、政府得民心、集团得发展"的共享共赢效果。

二、取得成效

(一) 实现"四升一降"

2020 年米易县医疗集团牵头医院县人民医院患者下转率和基层医

疗卫生机构住院人次、医疗服务收入占比、医保资金占业务收入比重，与 2019 年同比分别上升 19.2%、6.2%、16.9%、0.5%，县域内门诊次均费用同比下降 0.5%，五项指标实现"四升一降"，医疗卫生服务能力显著增强，县域内患者对当地医院的信赖度不断提高，群众看病就医获得感明显增强。

（二）创建重点学科，解决看病难题

县医疗集团牵头医院住院患者三、四级手术占比达 75%，新增多个临床医技科室；针灸科成功创建为四川省县级重点中医专科，麻醉科、儿科、心血管内科等 5 个科室创建攀枝花市县级重点专科，实现专病专治，医疗集团联动效应和整体效能优势有效发挥，让医疗服务触角延伸更加贴近和深入群众。

（三）实现"双满意"

一是群众满意。通过不断提升县域医疗卫生服务能力和水平，逐步形成"小病不出乡镇，大病不出县城"的就医格局，群众满意度大幅提升；医疗集团对患者进行满意度调查，满意度 90 分以上的比例占 90%；在 2020 年攀枝花市县（区）卫生健康满意度测评中，米易县综合满意度名列第一。**二是医务人员满意**。与 2020 年同期比，2021 年医疗集团内县人民医院医务人员薪酬提升 11.5%，县中医医院提升 6.8%，县公共卫生医疗服务中心提升 12.0%，乡镇卫生院提升 18.0%，极大地调动了医务人员工作积极性。

推动紧密型县域医共体建设
构建就医诊疗新格局

云南省曲靖市会泽县

云南省曲靖市会泽县是国家紧密型县域医共体建设试点县,在各级党委政府的正确领导下,在上级业务部门的关心指导下,按照"保基本、强基层、建机制"要求,构建以县人民医院、县中医医院为龙头,县妇幼保健院和县疾病预防控制中心为辅助,者海、迤车、待补、乐业和娜姑5个中心卫生院为枢纽,20个标准乡镇卫生院、378个标准村卫生室为基础,11个民营医院为补充的县乡村三级医疗卫生服务新体系。明确各部门责任分工,创新运行机制,强化三医联动,攻坚克难、狠抓落实,取得积极成效。

一、主要做法

(一)夯实责任共同体

一是充分整合现有卫生资源,优势互补组建紧密型医共体。县委、县政府高位推动紧密型县域医共体建设试点工作,成立了以县委书记、县长为双主任的紧密型县域医共体管理委员会,多次召开专题会议研究安排部署相关工作,探索用改革的办法来解决发展中存在的问题,逐步补齐医疗卫生服务各项短板。对牵头医院院长在全县卫生健康系统内进行公推公选,结合医疗资源分布状况,分别组建了以县人民医院和县中医医院牵头的2个医共体。明确县域医共体内各医疗卫生机构之间的相互关系,制定议事决策制度和章程,召开理事会,通过章程,选举理事长、副理事长、常务理事、理事,落实相关职责任务。**二是建立完善考核制度,强化考核结果应用。**制定《会泽县县域医共体建设发展考核办法》,考核内容包括医共体评判标准、监测指标及满意度,具体指标包括县乡分级诊疗执行情况、医疗卫生服务能力提升、医疗卫生资源有效利用、基本公共卫生服务综合绩效评价等,并把牵头医院对乡镇卫生院的扶持力度及效果作为考核的重要内容。同时强化考核结果应用,考核结果与医保支付、医保资金结余留用、评优评先、绩效工资总量核定挂钩,按考核结果等次核定成员单位的绩效工资总量及单位负责人的绩效工资系数。

(二)筑牢管理共同体

一是探索推进药品、耗材集中带量采购试点工作。坚持"招采合一、量价挂钩",探索在县域内全面实行政府举办医疗卫生机构药品、医用耗材集中带量采购模式,扎实推进国家药品集中采购和使用试点工作。两个医共体根据《会泽县医疗卫生共同体关于遴选药品配送商的实施方案》相关要求,制定药品使用目录2 000种、医用耗材2 000种,共遴选4家药品配送企业、2家耗材配送企业,签订药品、医用耗材配送服务协议,实现了县域医共体内药品、医用耗材统一管理。2021年,两个医共体共采购药品品规1 168个,比上年同期增加42个;耗材采购品种940个,比上年同期增加200个,有效保障了医疗机构药品耗材的供应。**二是人财统筹管理,推动优质医疗卫生资源下沉基层。**按照"九个不变,六个统一"运行机制,医共体财务管理中心完善《会泽县医疗卫生共同体财务管理实施意见(试行)》,实现会计核算、预结算管理、成本管理、资产管理、价格管理、会计监督、内部审计和内部控制的集中统一。牵头医院根据各成员单位人员、设备、技术、主要病种等实际情况,下派专家到成员单位参与并指导卫生院提升管理水平和医疗技术,牵头医院向下派医师发放补助,下派情况与医生绩效考核、职称评定挂钩,使优质资源下沉,逐步建立柔性流动机制。2021年,医共体牵头医院下派3名技术骨干到卫生院任支部书记、副院长,派驻专家22余人,开展了78

项新技术、新项目,接收基层卫生院 54 人前来进修学习,成员单位的业务技术水平和服务能力得到明显提升,有效推进了分级诊疗体系建设。

(三)打造服务共同体

一是加强健康信息平台建设,实现县域内医疗卫生信息互联互通共享。启动县域智慧健康信息平台建设项目,至 2021 年底,累计投资 6 000 多万元,建成县域智慧健康信息平台,内容涵盖卫生统计与决策分析监管、居民电子健康档案信息管理、远程会诊、电子病历、公共卫生、财务管理、人事管理和绩效管理等系统,实现患者医疗服务信息、医疗保障等数据的全县互联互通,并能适时进行动态更新。**二是依托智慧健康信息平台,推进同质化管理进程**。根据县直属各医疗卫生机构专业发展特色和优势,在相应的医疗卫生机构组建服务中心,指导 2 个医共体基本医疗服务和基本公共卫生服务;在县人民医院建立心电中心、影像中心,在中医院建立中医中心、针灸中心、康复中心,在妇幼保健院建立妇女保健中心、儿童保健中心,在疾病预防控制中心建立老年人管理服务中心、慢性病管理服务中心等,借助健康信息互联互通共享机制,形成基层检查、县级诊断的模式,实现区域医疗资源共享。基本实现县乡村医疗信息的互联互通,县域内所有医疗机构就诊统一"1 卡 1 码 1 个公众号"。县中医院、县妇幼保健院及 25 个乡镇卫生院全部接入"健康会泽",县域内医疗卫生机构服务效能和管理效能得到提升,医疗服务能力与水平逐步提升,推进医共体内部成员单位同质化管理进程。

(四)形成利益共同体

深化医保支付方式改革,全力推进县域内医共体城乡居民医保资金按人头打包付费试点工作。县委、县政府制定出台了《会泽县关于开展县域内医共体城乡居民医疗保险资金按人头打包付费试点工作实施方案(试行)》;2 个医共体分别制定了对成员单位的医保资金考核管理办法,抽调专业人员按季度对成员单位的医保资金使用情况进行考核,根据考核结果拨付医保资金。通过打包付费这一抓手,推动县域医疗资源逐步向乡村和门诊下沉,支付制度改革的"指挥棒"作用明显,基本实现医保基金"收支平衡、略有结余、平稳运行"的管理目标。

二、取得成效

（一）牵头医院专科能力得到加强

县人民医院积极开展资源中心、临床专科能力建设,县人民医院共有 9 个省级临床重点专科,其中胸痛中心、房颤中心、呼吸与危重症规范化诊疗中心通过国家级验收,卒中中心、创伤中心通过省级验收,2020 年晋升为三级综合医院。2021 年 1—9 月出院人数、疾病诊断相关分类(diagnosis related groups,DRGs)总量、医院病例组合指数(customer medicine information,CMI)等数据在全省 50 家三级综合医院中排第 25 位。县中医医院发挥中医药特色和优势,加强内涵建设,县中医院有 2 个省级重点专科、2 个市级重点专科、1 个专家工作站、国家级基层名老中医药专家传承工作室 1 个、省级基层名老中医药专家传承工作室 1 个,2021 年完成三级乙等中医医院的现场评审验收。牵头医院出院患者三、四级手术比例从 2018 年的 20.2% 提高到 2020 年的 30.0%。

（二）基层医疗卫生机构服务能力不断提升

会泽县 3 个中心乡镇卫生院通过"社区医院""二级综合医院"评审验收,达到"优质服务基层行"活动服务能力推荐标准;10 个乡镇卫生院创建为"云南省甲级卫生院",建成并投入使用慢性病管理中心 19 个、心脑血管疾病救治站 11 个。

（三）有序就医格局基本形成

2018—2020 年,会泽县县域内住院人次占比在 80% 以上,县域内就诊率保持在 90% 以上,县域内基层医疗卫生机构门急诊占比保持在 70% 左右。2021 年 1—10 月普通门诊较上年同期增加 6 320 人次,增幅 6.0%;特殊病、慢性病门诊较上年同期增加 2 440 人次,增幅 66.0%,2019 年、2020 年实现医保基金"收支平衡、略有结余"的预算管理目标。

推进"1522"模式县域医共体建设

陕西省安康市汉阴县

新一轮医改以来,陕西省安康市汉阴县按照"保基本、强基层、建机制"的要求,以县域医共体建设为抓手,推动覆盖县、镇、村的综合监管、公共卫生、医疗服务、医疗保障、药品供应、保障支撑"六大体系"建设,形成了结构合理、机制健全、管理有效的制度框架,有效提高了改革的整体性、系统性和协同性,基本实现了 90% 患者在县域内就诊,65% 患者首诊在基层的目标。

一、主要做法

(一)围绕"一个医共体",纵向和横向整合

汉阴县坚持党委领导、政府主导,按照优化、协同、高效的原则,成立由县委书记任组长,县长任责任组长,分管副县长任副组长,县委编办、财政、人社等八部门为成员单位的紧密型县域医疗健康共同体管理委员会(本文简称医管委),统筹医共体规划建设、投入保障、人事制度安排和考核监管等重大事项。为打破县域内医疗卫生机构壁垒、破除行政层级分割,由县医管委牵头,建立办医管理统一、内部管理规范、资源分配合理、层级分明的县域医疗健康共同体总院(简称总院),实行人、财、物统一管理,构建起横向到边、纵向到底的县镇村三级联动工作体系。具体以县级综合性医院为基础,整合全县 3 所县级公立医院、疾

病预防控制中心及 14 所乡镇卫生院,在县人民医院加挂"汉阴县县域医疗健康共同体总院"牌子,各乡镇卫生院加挂"分院"牌子,由县人民医院牵头组建总院,县中医医院、县妇幼保健院以及县疾病预防中心根据功能定位加入总院,加强横向协作与联动帮扶。同时,理顺紧密型县域医疗健康共同体运行机制,充分赋予总院人、财、物管理权限,各成员单位的单位性质、法人地位、人员编制、政府投入、职责任务、资产关系等保持不变,由总院统筹实施扁平化、同质化管理,并设立总院理事会,制定章程,保障医共体平稳发展。

(二) 深化"五项机制",强化内涵管理

一是深化需求对接机制。乡镇卫生院以"解决一项医疗急需,突破一个薄弱环节,培养一支技术团队,新增一个服务项目"为目标,向总院提出帮扶需求,总院采取共性指导和个性需求相结合的方法,制定切实可行的项目培育计划和帮扶措施,助力基层补短板、强弱项。**二是深化人才下沉机制。**由总院制定培训计划,提升基层医疗卫生机构专业技术人员常见病医疗服务水平;对中心卫生院实行驻点帮扶,对一般卫生院开展巡回指导,分别成立以中级职称及以上人员领衔、业务骨干为主的"帮扶团队"和"巡诊团队";严格执行职称晋升支医制度,进一步优化基层医疗卫生资源配置。**三是深化技术贯通机制。**总院分类分层统一制定医疗健康业务标准,完善管理制度及内部运行流程,统一业务培训、考核,逐步成立医学检验、医学影像、消毒供应、病理诊断等 9 个业务中心,实行县域内各级医疗卫生机构业务同质化管理和一体化服务,实现"总院 + 乡镇卫生院 + 村卫生室"家庭医生签约服务模式,提高健康服务质量。**四是深化信息共享机制,**整合县域医疗资源,打破各单位之间信息壁垒,建设集医疗服务、公共卫生和健康管理于一体的县域卫生健康信息平台,促使医共体内各成员单位检查检验结果互认,避免重复检查、资源浪费,减轻群众就医负担。**五是深化目标考核机制。**总院组建医共体财务管理中心,制定统一绩效管理办法,实行总会计师制度,统一负责医共体内财政预算、财务管理、审计监督、经济运行评估,并对各成员单位和下派帮扶团队制定考核办法,将双向转诊、医疗质量、医保

基金使用情况作为考核重点,对成员单位每半年开展考核,对下派帮扶人员按月开展考核,考核结果与绩效工资挂钩。同时,将县域医共体建设纳入县级公立医院年度目标及书记、院长年薪制考核,年终考核结果作为财政补助、绩效工资总额核定的重要依据。

（三）实行"两个打包",形成利益联结共同体

以转变资金分配方式为杠杆,促进县镇之间利益联结,推进医防融合。**一是实行医保资金统筹打包使用**。在医疗健康共同体内实行医保基金总额包干使用,建立"总额预付、结余留用、合理超支分担"机制,总院负责细化总额预付分配,结余资金纳入总院业务收入,由总院按规定进行合理分配,加快推进复合式支付方式改革探索。**二是实行公共卫生资金统筹打包使用**。基本公共卫生服务经费按医共体人头总额预算,及时足额拨付总院,交由总院统筹使用。强化项目指导、实施、监管、考核流程,做实健康管理,逐步扭转重治轻防观念,不断提升群众健康保障水平。

（四）推动"两个协同"

一是推动部门协同,由县党政"一把手"抓医共体建设工作,部署医共体建设任务、把关重大方案、协调关键环节、督察落实情况。打破多头管理,将涉及医共体建设的相关职能部门归口管理,形成工作合力,打通关键环节,实现编制人事部门的管理权限、乡镇卫生院原有机构编制总量、财政投入"三个不变"。人员编制由总院统一招聘、使用、调配、管理,岗位按需设置,建成以岗定责、定薪,责薪相适、人员合理流动的现代化医疗健康管理体系;继续深化"三医联动",推进医保总额预付改革,发挥医保资金杠杆作用,实行药品耗材集中采购结余留用机制,推动药品耗材"量价"齐下。**二是推动医防协同**,推动建立疾病预防控制机构融入医疗卫生机构协同推进公共卫生服务的工作机制,促进总医院、疾病预防控制中心开展医防协同融合的分工协作、优势互补机制,强化传染病防控体系建设,提高重大疫情应对能力。发挥县级医院医务人员对公共卫生管理的技术支撑作用,引导全县卫生健康工作重心

下移、资源下沉、预防关口前移,促进医防融合。加快全县卫生健康工作实现"以治病为中心"向"以健康为中心"的转变。

二、取得成效

(一)县域服务能力得到提升

汉阴县县域医共体牵头医院出院患者三、四级手术比例逐年提升,从 2018 年的 40.0% 提升到 2020 年的 51.4%。县域内万人口全科医生数从 2018 年的 1 人提升到 2020 年的 3 人,国家基本公共卫生服务项目考核分数从 2018 年的 92.9 分提高到 2020 年的 95.3 分。

(二)有序就医格局初步形成

汉阴县县域内就诊率达到 95% 以上,县域内住院人次占比从 2019 年的 82.1% 提高到 2020 年的 86.3%,县域内基层医疗卫生机构门急诊占比从 2019 年的 29.3% 提高到 2020 年的 47.0%,分别提升 4.2 个百分点和 17.7 个百分点。医保基金县域内支出率从 2019 年的 74.0% 提高到 2020 年的 94.3%,提高了 20.3 个百分点。

推进县域医疗卫生一体化
重构县域卫生健康服务新体系

宁夏回族自治区中卫市中宁县

近年来,宁夏回族自治区中卫市中宁县把县域综合医改作为重大民生、民心工程,重塑县域卫生健康服务新体系,致力打造慢特病服务中心、"互联网＋预防接种"服务中心、医康养综合服务中心,推进县域综合医改体质增效。

一、主要做法

(一)组建医疗健康总院,建立统一协调的管理新体系

一是整合县域服务体系,组建县域医疗健康总院。中宁县整合县域23所公立医疗卫生机构,组建中宁县医疗健康总院,实行人员、资金、业务、信息、药械"五统一"管理,形成集管理、服务、发展、利益、责任"五位一体"的紧密型县域医共体。**二是建立资源中心和专科业务中心,促进运行效率提升。**成立远程心电、影像、质量控制、消毒供应、基层能力培训等资源共享中心;建成胸痛、卒中、创伤、肿瘤、呼吸、危重新生儿救治和危重孕产妇救治中心,有效提高卫生资源运行效率。**三是建立基层"以强带弱"管理体制。**安排"千名医师下基层"45余人、"凡晋必下"86余人,通过坐诊带教、巡回医疗、住院查房、技术培训等方式,促进医疗服务同质化,构建以县级医院为骨干、区域基层医疗中心为引领、村卫生室兜底的县乡村三级医疗卫生服务体系。**四是建立家庭医生签约服**

务管理体制。组建家庭医生服务团队 112 个,团队成员由全科医师、护士、公共卫生医师、乡村医生组成,其中二级及以上医院医师 58 名。为城乡居民提供系统的预防、医疗、转诊、康复、健康促进等个性化健康服务,常住人口签约服务 17.43 万人,签约率为 49.0%;重点人群签约服务 84 950 人,签约率为 81.0%。

(二)夯实卫生基础建设,建立高效运行的保障新机制

一是加大县域医疗卫生机构财政保障力度。在对县级公立医院每年补助 4 812 万元的基础上,相关部门以 2019 年县级财政补助为基础,每年以 3% 的比例递增,三年内达到"县级财政补助收入占县级公立医院总支出的比例不低于 25%"的要求。预算外投入 9 000 余万元,建成了县人民医院妇儿综合楼、妇幼保健计划生育服务中心综合楼;实施了"互联网 + 医疗健康"信息平台、社区卫生服务中心、县医院传染病大楼等建设项目;新建 30 所标准化村卫生室;为县人民医院、中医院及各乡镇卫生院购置救护车 19 辆;为县人民医院、石空镇中心卫生院购置了数字 X 射线摄影(digital radiography,DR)等医疗设备,医疗卫生服务基础建设显著改善。**二是探索"互联网 +"服务。**投入专项资金 2 800 万元打造"互联网 + 县域医共体"平台,包括业务协同、信息共享、业务管理、质量控制、医共体监管、互联网服务等 11 个业务系统,具有远程医疗、双向转诊、电子病历共享、互联网 + 处方流转、公共卫生管理、信息安全保障等 45 个功能模块。主要应用包括"互联网 + 患者管理服务""互联网 + 家庭医生健康服务""互联网 + 居民就医服务""互联网 + 在线诊疗服务""互联网 + 处方流转服务""互联网 + 护理服务""互联网 + 健康教育服务""互联网 + 医保结算""互联网 + 远程医疗协同"等多种惠民便民服务,提供诊前、诊中、诊后全流程和线上线下结合的医疗健康服务。医共体内医生之间可通过平台实现方便快捷的转诊协作业务服务,通过方便、快捷、精准、连续的双向转诊服务,为患者建立住院转诊绿色通道。

(三)强化医防融合发展,构建卫生健康服务新模式

一是打造慢特病防治中心。采取"县级专科医师 + 乡镇全科医师"

的联合诊疗服务模式,对慢特病患者进行上下转诊、动态管理,丰富慢特病药品供应,优化服务流程、措施。**二是打造"互联网＋预防接种"服务中心**。将信息技术手段应用于预防接种的预检、登记、收费、接种、留观等各个环节,有效避免传统手工操作容易引起的错种、重种、漏种等问题,实现疫苗接种的全程可追溯性,确保了疫苗接种安全。**三是打造医康养综合服务中心**。探索完善医养结合新模式,将医疗技术检查和先进设备与康复训练、日常学习、日常饮食、生活养老等相融合,以医疗为保障,以康复为支撑,实现边医边养、综合治疗,构建"医康养"结合的新型养老康复服务体系,着力解决全县康复治疗患者就医难和老年人生活养老综合服务问题。

(四)创新"四大机制",增强县域综合医改新动力

一是推动医保支付方式改革。对总院实行"打包付费"和总额控制下按病种分值结算模式,总院医保资金统一使用、结余留用,促进医共体成员单位形成主动控费机制。2021 年,城镇职工医保基金打包给总院费用 7 308 万元,城乡居民医保基金打包给总院费用 17 400 万元,合计 24 708 万元。**二是深化人事制度改革**。总院领导班子成员由县卫生健康局党委任命,各成员单位负责人实行总院聘任制,总院成员单位实行人员总量控制,积极推进岗位统一设置,人员统一管理、统一调配使用、统一绩效评定,畅通人才流通机制。2021 年,选派 36 名县级骨干医师到乡镇卫生院,确保基层医疗卫生机构始终有业务能力较强的医疗技术人员执业。乡镇卫生院选派 20 名专业技术人员到县级医疗机构学习提升,县级公共卫生专业技术人员定点包抓乡镇卫生院。职称指标向基层倾斜,基层机构高级职称人员的比例较高。县级公立医院绩效实行"基本工资＋奖励性绩效"分配制度,公立医院每月绩效工资达到了其他事业单位平均绩效工资的 2.2 倍;其他医疗卫生机构实行"公益一类财政保障、分配二类绩效管理",将卫生院医疗卫生服务收支结余的 30%~40% 作为增量绩效工资进行分配。**三是基层"以强带弱"管理机制**。总院依托石空镇、大战场镇、鸣沙镇中心卫生院和渠口农场医院成立了 4 家县域医疗次中心,各中心辐射带动周边一般卫生院共同

提升服务能力。县域医疗次中心按照诊疗需求向总院"点单",总院根据"点单"需求精准"派单",即选派县级专业技术人员到各中心排班坐诊,选调基层具有专业技术特长的副高级以上人员到县级医疗卫生机构坐诊,极大地提升了县域整体医疗卫生服务水平。**四是优化医疗收入结构。**坚持以控费、降耗换比价,采用"一升二降五控"(一升:调升医疗服务项目价格;二降:降低检验和检查项目价格;五控:控制医疗费用增长、次均费用、药品、耗材、检查检验不合理使用)调整优化医疗收入结构。通过卫生耗材集中议价,平均降幅 20%,每年减少卫生耗材支出400 万元;推广使用 DR 电子胶片,每年减少胶片支出 150 万元。

二、取得成效

(一)患者回流和下沉,有效就医格局初步形成

县域内就诊率从 2019 年的 74.6% 提高到 2020 年的 81.3%;县域内基层就诊率从 2019 年的 59.8% 提高到 2020 年的 64.6%,县域内基层医疗卫生机构医保基金占比从 2019 年的 10.1% 提高到 2020 年的 12.7%。

(二)县域医疗服务能力得到提升

牵头医院出院患者三、四级手术比例从 2019 年的 23.9% 提高到2020 年的 48.4%。牵头医院医疗服务收入占医疗收入的比例达到 35%以上,药占比由 2019 年的 35.0% 降低至 2021 年的 19.6%,通过优化收入结构,减轻了患者就医负担,促进了医共体牵头医院持续健康发展。国家基本公共卫生服务项目考核分数从 2018 年的 85.4 分提高到 2020年的 96.2 分,2020 年有 3 个乡镇卫生院达到"优质服务基层行"活动基本标准和推荐标准,实现零的突破。

实行"三聚焦"新举措
全面推进县域医共体改革

新疆维吾尔自治区阿克苏地区沙雅县

新疆维吾尔自治区阿克苏地区沙雅县地处天山南麓、塔克拉玛干沙漠北缘,总面积3.2万平方千米。辖7镇4乡1管委会,163个村(社区),总人口27万人,辖区内各级各类医疗卫生机构185家。2019年沙雅县开展县域医共体建设以来,坚持以人民健康为中心,以高质量发展为主题,以"县级强、乡级活、村级稳、上下联、信息通"为重点,实行"聚焦站位提高、共塑医改架构,聚焦共享体制、统一规范管理,聚焦固本强基、提升服务水平"等医改新举措,推动县乡村三级医疗卫生机构由无序竞争向融合发展转变,为全县各族群众提供安全、便捷、优质的医疗卫生服务。

一、主要做法

(一)聚焦站位提高、共塑医改架构

一是坚持高位推动。发挥医疗集团管委会、医疗集团党委、医疗集团理事会等"三级组织"作用,由县长任管委会主任、卫生健康委书记任医疗集团党委书记、牵头医院书记任医疗集团理事会理事长,承担"卫生健康事业发展把方向、管大局、做决断、促改革、抓落实"的职能,履行"一把手"推进医改第一责任人职责。**二是坚持创新驱动。**县委、县政府陆续出台《沙雅县医疗集团建设工作实施方案(试行)》《沙雅县医疗

集团人事管理办法(试行)》《沙雅县薪酬改革方案(试行)》《沙雅县医疗集团建设提升工作方案》《沙雅县二级医疗机构领导班子薪酬制度改革实施办法(试行)》《沙雅县人才引进十条措施》等系列医改文件,整合医疗卫生资源,组建以县人民医院为龙头、横向整合3家县级医疗卫生机构、纵向联合12个乡镇卫生院的医疗集团(在县人民医院挂牌)。定期召开医改会议,成立医疗集团理事会和人力资源、医疗质量、财务资产、药械、信息、公共卫生服务和后勤保障"七大管理中心",逐步形成"上下联动、左右协调、运转高效"的"1+7+7"管理新局面,即一个医疗集团、七大管理中心、七统一管理。**三是坚持考核促动。**推行牵头医院院长年薪制,建立以社会满意、资源有效利用、医保基金使用等五个维度的牵头医院绩效考核体系,由医疗集团管委会负责考核,考核结果与院长年薪挂钩,通过"责任、管理、服务、利益"捆绑,引导医疗卫生机构团结协作,确保推进和落实医疗集团改革工作。

(二) 聚焦共享体制、统一规范管理

一是县乡"一家人"。通过"建平台、聚人才、宽政策、增投入、优环境",建立"县聘乡用、乡聘村用"用人新机制,实现"两稳一升一引"(即稳定领导班子成员收入、稳定行政和后勤管理人员收入、提升临床一线人员收入、引进高级专业技术人才)。3名优秀乡镇卫生院院长提拔为县级医疗卫生机构副科级领导,牵头医院4名业务骨干提拔为卫生院副院长,引进医疗人才187名,内部流动55人。**二是财务"一本账"。**建立"医疗集团党委会、理事会、财务例会授权支付制度、医疗集团互助金制度"等"三会两制",医疗集团互助金从各成员单位每月医疗收入中提取3%,用于医疗集团各成员单位均衡发展。医疗集团将县级医院收支结余的36%与乡镇卫生院收支结余的25%用于发放医务人员劳务报酬。**三是制度"一把尺"。**统一县域内医疗制度、标准、质量控制体系,规范医疗卫生服务行为,有效提升基层医疗卫生服务能力。**四是职能"一清单"。**建立成员单位公共卫生职能清单,实现健康教育、慢性病管理、健康档案等统一管理。高血压、糖尿病、结核病和严重精神障碍患者规范管理率分别达81.93%、80.74%、100%和96.05%。**五是信息"一**

体化"。全面推进县乡村三级医疗卫生机构信息一体化发展,建立医疗集团服务平台,医疗卫生机构信息统一接入平台、统一标准,实现医疗卫生机构数据互联共享、医疗诊断智慧精准。截至 2021 年底,开展远程会诊 796 例、远程影像诊断 31.13 万例、心电图会诊 4 519 人次、远程病理会诊 212 例、B 超会诊 1 819 人次、检验标本预约代检 24.46 万项次。**六是药耗"一张网"**。编制药品耗材目录,实现医疗集团内药品统一目录、统一采购、统一供应、统一结算;实行成员单位医疗设备二级维保,实现资产统一监管,药械采购释放资金 1 359.2 万元。**七是流程"一优化"**。优化成员单位后勤服务管理流程,转变"坐班"为"走班"模式,集团内医疗设备互相调配 32 台次,维修保养集团各单位各类设备合计 1 100 余次,节约维修费用 310 万元,实现后勤服务降本增效。

(三) 聚焦固本强基、提升服务水平

一是强龙头。先后筹措资金 2.7 亿元,用于龙头医院建设,先后配备数字减影血管造影机、1.5T 核磁、64 排 CT、四维彩超、多功能 X 光机等大型医疗设备。与上级医联体医院联系,发挥远程医疗、专科联盟作用,沙雅县人民医院挂牌新疆医科大学附属第四人民医院分院,先后与浙江省嘉兴市第一医院、新疆维吾尔自治区人民医院、新疆医科大学附属中医医院等 13 家医院建立协助帮扶关系。成功开展冠脉造影、脑血管造影引导下介入手术、3D 腹腔镜等 81 项新技术项目,实现了县级医院集中优势资源看大病。**二是强基层**。推行医疗集团牵头医院科室包联卫生院、对口支援常驻帮扶和短期帮扶,建立牵头医院人员、技术、服务"三下沉"常态化工作机制,定期为卫生院输送人才和技术,将牵头医院优质技术和服务向基层延伸,打造基层卫生院特色诊疗品牌。各乡镇卫生院已开展新技术新项目 24 项,打造标准化手术室 4 个,5 所卫生院创建口腔科、妇科、糖尿病科、高血压科等特色专科,实现乡镇卫生院集中精力服务常见病。同时,基层医疗卫生机构执业(助理)医师、中级职称考证通过率较同期分别提升 78.3%、46.8%,切实提高卫生院执业资格持证率。**三是强公卫**。在南疆地区创新运行数字化预防接种门诊,规范预防接种服务,严控预防接种异常反应的发生。一类疫苗接种

2.78 万人次、二类疫苗接种 0.28 万人次；将多学科专家纳入家庭医生团队，形成"1+1+N"的团队模式，以"三人"（老年人、孕产妇、婴幼儿）、"四病"（高血压、糖尿病、肺结核、严重精神障碍）为重点，履约率同比提升 15.7%，依托信息化"点单"服务平台，推动医疗卫生服务从"以治病为中心"向"以健康为中心"转变。

二、取得成效

（一）有效就医格局逐步改善

2020 年，沙雅县县域内住院人次占比和县域内就诊率均达到 95.0% 以上；2021 年县域内就诊率达到 98.46%，较 2020 年同期提升 5.87%。

（二）县域服务能力稳步提高

与 2020 年相比，2021 年沙雅县县域医共体诊疗人次、医疗业务收入分别提升 27.92% 和 9.37%。牵头医院开展三、四级手术 2 046 例，较上年同期提升 18.47 个百分点。

（三）基层医务人员受鼓舞

基层医护人员人均奖励性绩效发放总额较同比增加 66.7%，基层医务人员工资水平同比提升 22.3%，有效调动了基层医务人员工作积极性。

（四）人民群众得实惠

与 2020 年相比，2021 年县域医共体内各成员单位门诊次均费用同比下降 11.05%，居民个人自付比例下降 6.77%；老百姓在家门口就能享受到县级医院的优质服务。

以"八个真"推进医共体建设
实现管理体制和运行机制"四个转变"

新疆生产建设兵团第八师石河子市

新疆生产建设兵团全面推进医共体建设以来,八师石河子市党委、政府聚焦职责使命,严格落实兵团党委关于医共体建设的部署,认真学习借鉴三明医改的成功经验,不断完善医共体管理体制和运行机制,深化医共体内涵建设,通过"八个真"的改革,形成了"四个转变"的良好局面,医共体建设取得了显著成效。

一、师市党委真重视,医共体建设有保障

一是强化顶层设计。出台《关于印发<关于推进八师石河子市医疗卫生事业高质量发展,加快医共体建设的实施方案>的通知》(师市党办发〔2020〕34号)、《关于加快紧密型医共体建设 组建师市总医院的实施办法》两个指导性文件,组建了以石河子市人民医院为牵头医院,覆盖辖区内18家团场公立医院、3家市区基层医院、99个社区卫生服务站和连队卫生室的师市总医院(医共体),实现编制、人员、资金、业务、药械、耗材等资源的一体化管理。出台《医共体三方权责清单》,明确政府、卫生健康行政部门、医共体的三方责任边界,实现责任和权力同步下放、放权和监管同步到位。**二是强化医共体保障。**配齐配强医共体领导班子成员,将总医院领导班子职数由7名增加为9名。按照师市党委的部署,编制、组织、人社、财政、医保等部门相继出台医共体管理的配套文件,重新核定医共体人员总量4 156人,增加备案制管理

人员 1 416 人。师市投入资金 8.76 亿元,用于改善医共体各成员单位基础设施设备条件,将医共体建设事项列入师市党委的重要议事日程,遇到问题随时解决,持续推动医共体良性运转。

二、政府部门真放权,医共体管理得自主

一是政府部门放权。充分赋予医共体各项管理权限,包括医共体各成员单位机构和内设机构设置权、成员单位领导班子和中层干部的任用权和调配权、成员单位财务和资产管理权、内部岗位设置权和聘用权、内部绩效工资自主分配权、人员公开自主招聘权、副高级职称评审和聘用自主权、内部绩效考核自主权、内部医保资金管理和分配权。**二是建立常态化联络机制,确保管理权限落实到位。**各相关政府职能部门与医共体建立常态化的联络机制,分管领导定期召开座谈会,了解医共体行使各项职权的落实情况,对于存在的问题各部门立即予以指导帮助解决,确保医共体各项管理权限落到实处。为防止出现对医共体监督的缺位和管理的真空,师市建立放权与监督有机统一的工作机制,实现放权和监管同步到位。按照三方责任清单,制定医共体绩效评价方案,监测医共体运营管理情况和行使各项职权情况,与院长年薪挂钩,确保医共体在职责范围内合规履职。

三、一体化管理真落实,医共体运营趋规范

师市总医院制定了医共体章程,规范医共体内部治理结构和权力运行规则,成立了 19 个医共体一体化管理中心,与牵头医院相关科室合署办公,将管理职能延伸至所有成员单位,实现了总医院内部党政管理、财务运营、业务技术、药品物资、后勤保障等统一管理。**一是党建行政管理一体化。**成立党组织管理中心、人力资源管理中心、群团管理中心、科研培训管理中心、综合治理中心对成员单位的党建、行政、编制、干部、人事、群团、综合治理进行统一管理。牵头医院根据各成员单位的发展需要重新进行机构设置并划分了编制控制数。人员招聘由医共

体牵头医院统一组织实施。2021 年起由牵头医院组织医共体范围内的副高级职称评审工作。通过落实编制备案制并开展全员竞聘，医共体 45 岁以下中层干部由 16 人增至 50 人，占比增加了 21%；80 后中层干部由 9 人增至 38 人，占比增加 19%。**二是财务运营管理一体化。**成立财务运营管理中心、医保管理等中心对成员单位的财务运营、医保、资产进行统一管理，分户核算。师市财政局、医保局将各类一般预算资金、项目资金、医保资金等统一拨付至总医院，由总医院结合资金性质和用途统一管理、统一分配、统筹使用。医保资金按照"结余按比例留用、合理超支分担"的原则，建立激励约束机制，2020 年医共体结余医保资金 1 500 万元全部留用。**三是业务技术服务管理一体化。**成立医疗质量、护理质量、公共卫生、科研教学、信息网络等管理中心及远程医学、医学影像诊断、心电诊断、检验、120 紧急救援等技术服务中心，对成员单位医疗、公共卫生、医学技术、科研教学等业务服务以及信息化技术保障进行统一管理。统一建设医共体内成员单位信息系统，实现了电子健康档案和诊疗信息互联互通。通过一体化管理，工作效率大幅提高，医共体总出院人次同比增长 15.99%，总门诊人次同比增长 28.91%。**四是药品物资采购管理一体化。**成立药品采购管理和设备物资管理等中心，对成员单位药品和设备物资进行统一采购和管理，按照"全药网""三明平台""备案采购""国谈目录药品"等方式进行网上采购，药品采购成本较同期下降 23%。中药饮片价格平均降幅 10.88%，物资设备耗材价格整体下浮率为 15.35%，医疗设备较国内市场中标价节省支出 48.36%。**五是后勤保障服务管理一体化。**成立后勤综合服务和洗消供应等中心，对成员单位的基本建设、设备维修、消毒供应、医废处置及后勤保障等进行统一管理，提升基层医院后勤保障能力和质量，最大限度地保证各项技术活动、服务工作的高效运转。

四、牵头医院真帮扶，基层能力获提升

一是做好下沉医务人员的资金支持保障。牵头医院设立 1 000 万元医疗资源下沉专项资金，建立绩效分配和专家下沉激励机制。在保

障下沉专家原绩效收入的同时,成员单位还可以根据其工作效率和效益,给予绩效奖励。**二是完善优势医疗资源下沉制度。**建立医共体牵头医院高年资医师下沉、在基层医院开设专家门诊制度,制定工作目标及工作计划,根据基层医院实际情况进行帮扶,每名高年资医师都要到基层医院开展为期半年的资源下沉工作并定期开设专家门诊。**三是联合基层医院加强学科建设。**医共体牵头医院对 21 家成员单位通过建立专科联盟、专科共建、慢性病联合病房等形式带动基层医院医疗技术水平的提升。**四是重视基层医院适宜技术培训。**医共体牵头医院积极开展中医、康复适宜技术培训及现场手术示教,提升了基层医院开展新技术的能力,促进了基层医院一、二级手术的普遍开展。

五、基层医院真发展,患者回流成趋势

一是基本建设和硬件设施设备得到全面加强。为每个基层医院配备了 DR 和负压救护车,并新建 1 个发热门诊,4 个片区的中心团场医院配备了 CT,5 个成员医院新建了核酸检测室。通过科技健康公益基金管理委员会投入 3 780 余万元为各基层医院统一配备了 61 个品种 326 件医疗设备,提升基层中医和全科诊疗能力。**二是基层人才断层和流失问题得到极大缓解。**通过高年资主治医师下沉、免费医学定向生、开设名医门诊、师招团用等多种手段,完善基层医疗卫生机构人员结构,避免基层人员流失。2021 年,共招收 27 名医学定向生和 5 名"三支一扶"人员和 53 名特岗医生充实到基层医院。**三是基层医院服务能力得到显著提升。**在牵头医院的帮扶下,2021 年基层医疗卫生机构开展新技术 20 个,完成一、二级手术 120 余例。通过影像诊断中心和心电诊断中心的建设,大大提高了影像和心电医师的诊断能力,诊断符合率由最初的 40.1% 上升到现在的 81.6%。**四是患者向基层医院回流成为趋势。**通过硬件设施设备和人力资源的改善,基层医疗卫生服务能力获得提高,百姓对基层医疗卫生机构的认可度明显提升,2021 年上半年,基层医院门诊人次同比增加 7.47%,出院人次同比增加 9.0%,床位使用率同比增加 9.2%。

六、医防协同真融合,防治链条紧相连

一是加强医防体系之间的相互协作。牵头医院通过成立公共卫生服务管理中心,与疾病预防控制机构、精神卫生机构、妇幼保健机构签订了医防融合协议书,建立预防、医疗、慢性病管理、康复为一体的健康管理机制。**二是做细做实家庭医生签约服务。**建立由牵头医院专科医师参加的"专 + 全"家庭医生签约服务团队,实现资源共享、优势互补,提升签约服务水平。建立了个人、财政、医保三方签约筹资机制,拓展了签约服务内容,签约率明显提升。**三是强化慢性病医防融合。**整合医共体内医疗资源和公共卫生资源,以慢性病管理为切入点,为居民提供平时有随访、就诊帮预约、出院勤追踪、康复有承接的服务模式,形成"防、治、管"的服务链条,全面提升服务质量。

七、职工收入真增加,薪酬改革初见效

一是完善医共体绩效薪酬考核体系。牵头医院制定"点数法"绩效薪酬考核分配方案,统一成员单位绩效薪酬核算模式,制定了其内部绩效分配办法,打破了以往基层医院吃"大锅饭"的格局。**二是动态调控医共体绩效工资总量。**医共体牵头医院绩效工资总量由 2020 年 1.22 亿元增加到 2021 年 1.35 亿元;基层医院绩效工资总量由 5 271.19 万元增加到 7 925.59 万元,2021 年上半年医共体成员单位绩效兑现较同比增加 53.3%。**三是医共体各基层医院领导班子成员实行年薪制。**牵头医院主要领导目标年薪达 60 万元,纳入政府财政预算;基层医院主要领导年薪在 15 万 ~30 万元之间,纳入总医院预算。医院副职领导根据分工和工作量参照主要领导年薪的 0.85~0.95 之间确定分配系数。

八、百姓满意真提高,落实医改增动力

一是就医环境得改善。通过政府的大力投入,加强了医共体的基

础设施设备配备,百姓的就医环境和就医体验得到了很大改善。**二是优质资源沉基层。**通过牵头医院的全力帮扶,优质医疗资源不断下沉,百姓在家门口就能享受到三级甲等医院的服务,卫生健康服务获得感显著增加。**三是患者满意度得提高。**牵头医院住院患者综合满意度为97.0%,较改革前增长2.0个百分点;医共体基层医院住院患者综合满意度为95.0%,较改革前增长15.0个百分点;基层医院2021年上半年收到患者感谢信、锦旗30余面,较前明显增加。

九、思考与体会

通过人、财、物统一划归牵头医院进行管理,真正形成了医共体"一家人、一盘棋、一本账、一张网"的管理格局,真正实现了医共体牵头医院与基层医院的四个转变。

(一) 从被动管理向主动管理的转变

医共体建设扩大了牵头医院的管理范围,政府明确了牵头医院对成员单位管理主体责任,必须实施人、财、物统一管理,从而压实了管理职责,激发医共体内部的管理活力,实现了牵头医院由被动管理向主动管理的转变。

(二) 从"虹吸"现象向主动帮扶的转变

在有限的医保资金总额下实行"超支不补,结余按比例留用"的原则,促使医共体为节省医保资金,主动将小病转向基层,解决了牵头医院对基层的"虹吸"现象。

(三) 从单纯治疗疾病向医防融合的转变

为节省医保资金,医共体服务理念从"治病"逐步向"全生命周期的健康服务"转变,主动开展医防融合,提高辖区居民整体的健康水平。

（四）从被动执行分级诊疗制度向主动落实的转变

为了避免基层医院出现运营困难,牵头医院主动落实分级诊疗,既保障了基层医院业务收入,又降低了卫生总费用,节约了有限的医保资金,形成了良性循环。

第三部分

助力基层卫生服务能力提升

创新体制机制　强化科技赋能
全力打造紧密型县域医共体

黑龙江省齐齐哈尔市克东县

　　黑龙江省齐齐哈尔市克东县紧紧围绕医疗、医药、医保"三医"联动改革的总体目标，强化党委政府领导，明确医疗卫生机构功能定位分工协作，坚持资源下沉，创新体制机制，以改革创新为源动力，以数字化建设为推动力，扎实推进紧密型县域医共体建设工作。

一、主要做法

（一）创新体制机制，重构健康服务体系

　　克东县紧紧把握大趋势，将紧密型县域医共体建设提高到改善民生发展、促进社会进步的政治高度，确定为"一把手工程"，确保紧密型医共体建设工作顺利开展。**一是顶层设计"高端化"**。县委、县政府主要领导挂帅，成立了由县委书记和政府县长任组长，县委副书记、政府主管副县长为副组长的医共体管理委员会，研究解决改革中的问题和困难。县委常委会、政府常务会、县委全面深化改革领导小组会专题听取工作汇报，为试点工作把方向、定基调、抓统筹。主管县领导始终参与调研、带队学习考察和主持相关政策文件的研究起草工作，协调解决工作中遇到的难题。**二是思想认识"统一化"**。县委、县政府专门组织卫生健康、医保、财政、医共体成员单位相关人员到山西运城、安徽天长、湖北黄冈、浙江嘉善等医共体建设先进市县实地考察，学习借鉴先进经验，为紧密型县域

医共体建设提供了可信可学的参考。县卫生健康局充分履行牵头抓总职责,工作谋划上站在有利于医共体发展的角度思考问题,为县域医共体培植土壤。牵头医院院长作为紧密型县域医共体建设成败的核心人物,主动作为,认真落实试点任务。县发改局、财政局、审计局、人社局、市场监管局、医保局等医管会各成员单位积极参与紧密型县域医共体建设相关政策研究,协同推进。全县形成了"不抓医共体是失职,抓不好医共体是不称职"的共识,在紧密型县域医共体建设"四个共同体、七个统一"上达成了思想上的一致和行动上的自觉,确保试点工作高效运行。**三是管理运行"一体化"**。结合县域实际,坚持中西医并重发展,确定由县人民医院和县中医院牵头,分别与 6 家乡镇卫生院、1 家社区卫生服务中心和97 个村卫生室组建 2 个紧密型医共体。县域医共体内成立"七个工作部和六个服务中心",实行行政、人员、业务、药品、财务、绩效、信息的"七个统一"管理,基层医疗卫生机构加挂牵头医院分院牌子,将分院院长及相关人员纳入紧密型医共体领导班子,发展规划、"三重一大"及医务人员切身利益等重要问题由医共体党委集体研究决定;牵头医院以科室帮扶分院,科主任担任分院业务副院长,负责提升分院管理水平和业务能力。

(二) 强化保障支撑,确保医共体高效运行

通过完善财政投入政策、改革医保支付方式、强化信息化支撑来保障医共体试点工作顺利进行,重点打通三大改革关键节点。**一是打通"财政保障"关键点**。全县 6 家乡镇卫生院和 1 家社区卫生服务中心全部实行"一类保障、二类管理"。在"一类保障"上,县财政全额保障基层医疗卫生机构人员工资和取暖费。在"二类管理"上,取消收支两条线,乡镇卫生院收入全部用于医院发展和医务人员绩效分配,有效调动了基层积极性,激发了医共体内生动力。将医疗收入的40%用于绩效分配,医疗技术人员平均月增资 600 元左右,充分调动了医务人员工作积极性。**二是打通"医保改革"关键点**。实行"总额付费、绩效考核、结余留用、合理超支分担"的医保支付方式。以城乡居民基本医疗保险上年度医保基金支出总额为基础,考虑政策调整因素,确定测算总基数,作为县域医共体按人头总额预算基金,交由医共体包干使用。每季度总

额预付给 2 个县域医共体,年终结算时结余资金留用部分由县域医共体自主使用,分配份额与县、乡、村医疗机构绩效挂钩。超出总额部分,由县域医共体和县财政按比例分担。2020 年,全县医保基金总额预算 1.5 亿元,年终决算结余医保资金 1 003 万元,医共体按比例可分配结余资金 500.75 万元,扭转了医保基金入不敷出的局面。**三是打通"信息支撑"关键点**。全力打造"数字医共体"项目,以互联网、大数据、人工智能等数字信息技术为依托,通过横向融合医疗、医保、医药,纵向打通县乡村三级医疗网络,打破"信息孤岛",推动县域医共体建设与"互联网 + 医疗健康"的深度融合,为紧密型县域医共体建设提供强有力的信息化支撑。建设全民健康信息、政府决策分析、智慧医保监管、二级以上公立医疗机构信息化、医共体资源综合管理、基本公共卫生服务及互联网医院等七大平台,提升医疗资源整体效能和可及性,落实互联网诊疗服务、构建分级诊疗体系、打造精准化慢性病管控等内容,优化医保事前、事中和事后的监管方式,完善药品流通监管体系。

(三)提升服务能力,推进健康惠民措施

一是上联医联体,提升牵头医院服务能力。借助齐齐哈尔市第一医院打造黑龙江省"西北部地区区域医疗中心"的有利契机,克东县将市县医联体和紧密型县域医共体有效衔接,充分发挥市级三甲医院技术辐射和带动作用,采取派驻医师、科室共建、名医诊室、远程诊疗、培训示教等方式,让优质医疗资源下沉延伸,市、县、乡、村医疗卫生机构综合发力。齐齐哈尔市第一医院与县人民医院组建医联体,先后派出 8 批 45 人医疗团队进驻县人民医院,建立名医工作室 3 个、共建专科 1 个、扶持薄弱专科建设 3 个,县人民医院的康复科从无到有,影像科、急诊科、消化内科、妇产科等科室由弱变强。齐齐哈尔市中医院与县中医院组建医联体,建立名医工作室 4 个,骨外科、普外科、妇产科和中医内科得到有效加强。同时,下沉院前急救系统,实现院前急救和院内急诊有效衔接,提高了县域急救能力,架起了三甲医院与县域医疗卫生机构密切联系的桥梁。**二是赋能基层医疗卫生服务**。为乡镇卫生院和社区卫生服务中心配备 7 辆"智慧云巡诊车",集合了先进的医疗设备和信息化系统,能够开展 7 大

项 53 小项的检验、检查,极大提高了基层医疗卫生机构信息化水平和工作效率,让居民在家门口就能享受到健康体检和健康医疗等多项服务。为村卫生室配备 135 个智慧云巡诊包,改变了乡村医生过去传统的老三样(体温计、听诊器、血压计),乡村医生可携带入户为村民提供家庭医生签约、公共卫生体检、健康检测等健康服务。为 97 个村卫生室配备远程心电,在县乡村三级医疗机构建立远程会诊医疗服务网络,实现"村头就诊、云端看病"。**三是提升医防融合服务能力。**牵头医院发挥服务引领作用,参与组建家庭医生团队,推动医疗关口前移。依托家庭医生团队,为出院患者提供及时随访、健康指导等延伸服务,推动"以治病为中心"向"以健康为中心"转变。成立克东慢病服务中心,依托克东县微医慢病诊所,将慢性病管理作为医防融合的重要突破口,推行线上 + 线下融合的互联网慢性病管理,打造分区、分级、分类的网格化、精细化管理模式。

二、取得成效

(一)提升县域医疗卫生服务能力,实现县域强

市、县医联体建设给县级医院带来了先进的管理理念、医疗技术和人才支撑,提高了管理水平和服务能力,牵头医院专科能力得到快速提升,如牵头医院出院患者三、四级手术比例从 2018 年的 15.2% 提升到 2020 年的 50.4%,增加了 35.2 个百分点;6 个乡镇卫生院和 1 个社区卫生服务中心全部达到"优质服务基层行"基本标准,有的达到推荐标准,确保"小病不出村,常见病不出乡,大病不出县,疑难病不出齐齐哈尔市",逐步实现"从县级强到县域强"的目标。

(二)取得"三升三降"效果,有序就医格局形成

2020 年县域内就诊率达到 96.2%,较 2019 年提高 5.0%;门诊量同比提高 23.0%;基层医疗卫生机构诊疗人次占比达到 60.6%,较 2019 年提高 4.5 个百分点。住院人次同比降低 44.0%;县外住院同比降低 43.0%;县外住院医保报销费用同比降低 25.0%。

以连、通、动、合的工作模式
打造优质高效的紧密型医共体

江苏省泰州市兴化市

近年来,江苏省泰州市兴化市人民医院以连、通、动、合的工作模式,探索紧密型医疗共同体建设,使基层群众在"家门口"就能享受到优质医疗服务,兴化市人民医院医共体共有成员单位24家、床位总数2 943张、下辖村卫生室264家、职工总数3 759名、服务人口90.47万人。

一、主要做法

(一) 组织建设连起来,成员单位联体又连心

兴化市人民医院医共体在探索中摸清家底,理清思路,凝聚共识,谋划工作,力求成员单位目标一致、管理同质、步伐统一,切实形成一个有效运行的整体。**一是深度调研摸清"家底"**。2021年初,兴化市人民医院医共体理事长带队10余人,跑遍了24家成员单位,通过现场座谈、实地查看、调取病例等方式,彻底了解各家单位的真实"家底"。同时,凝聚了医共体建设势在必行、人人有责、大有可为的共识,为每个成员单位制定一套突出重点、精准发力的发展策略。**二是持续完善建机制**。拟定了具体可操作的67条工作举措,实行分管领导、科主任及业务骨干包干医共体成员单位,以区域为单元建立六大业务联系群、六大管理中心。同时,通过不断健全医共体组织框架,定期召开理事会月度会议,进一步明确医共体目标,厘清权责,完善运行机制,积极探索全方位一

体化紧密型医共体的发展规划,实行"六个不变"前提下的"十个统一",推动与兴化市第三人民医院一院两区、与兴化市周庄中心卫生院深度融合的格局,让医共体从组织上建起来、连起来、转起来。**三是管理实行同质化。**通过直接或间接方式向成员单位派驻院长 10 余名,其中向兴化市戴南人民医院一次性派驻管理团队 6 人,授予充分的决策管理权,职能科室一对一渗透,实行同质化管理,统一规章制度 357 项,专家定期坐诊、手术,专科医疗护理骨干组建下基层团队,基层医疗卫生机构医护人员可到牵头医院免费进修、参加培训,通过开展护理沙龙、病历竞赛、标准解读、管理工具讲座、护理查房演示等形式提高基层人员专业技能,已举办基层规范化诊治培训班 130 余次,培训人数约 5 452人次。

(二)健康平台通起来,百姓就诊不操心

通过构建全民健康信息平台,推动五大急救中心建设,组建资源共享"五大中心",把全市优质资源汇聚到一个平台上,让百姓就诊不操心。**一是构建全民健康信息平台。**投资 3 000 万元建设兴化市全民健康信息平台,涵盖全员人口信息数据库、卫生健康服务资源数据库、居民电子健康档案数据库、电子病历数据库和决策支持数据库等"五大数据库",支撑公共卫生、计划生育、医疗服务、医疗保障、药品管理、综合管理等"六大业务应用",支持远程会诊、预约挂号、双向转诊、健康咨询等服务,电子病历与电子健康档案信息实时更新,实现了医共体成员单位内信息系统互联互通、健康信息共享,为医共体建设提供了有效的信息化支撑。**二是推动五大急救中心建设。**建立了兴化市胸痛中心、卒中中心、创伤中心、危重孕产妇救治中心、危重儿童和新生儿救治中心,设立安丰、戴窑、戴南、沙沟、周庄院前急救五个急救分站,推动健康管理、基层首诊、院前院内衔接、院内多学科会诊(multi-disciplinary treatment,MDT)机制建设。胸痛中心全年开展经皮冠状动脉介入治疗(percutaneous coronary intervention,PCI)手术 600 例,急诊 PCI 手术 100例。卒中中心完善了脑卒中筛查与防治体系,开展静脉溶栓 46 例,全脑血管造影 100 余例,支架血管成形术 50 例。**三是组建五大资源共享**

中心。依托牵头医院建设兴化市区域影像、心电、检验、病理、消毒供应"五大中心",通过"一套系统、一个专网"将基层医疗卫生机构的影像、心电检查直接上传至医生工作站,由牵头医院直接出具诊断报告或进行会诊,不增加基层医疗卫生机构、老百姓一分钱,每年市财政投入 100 万元,对牵头医院医生进行考核。通过"统一项目、统一流程、统一标准、统一物流",将基层医疗卫生机构不能开展的检验、病理标本统一由"中心"检验并出具报告。同时,向上在技术上与国内知名医院形成互联互通体系,对疑难病例进行会诊诊断。病理中心、医学检验中心主动将开展业务收入的 50% 让利医共体医院。

(三)基层服务动起来,百姓健康有人关心

一是成立慢性病管理团队,把群众身体健康管起来。在医共体内成立由牵头医院、乡镇卫生院、村卫生室医护人员组成的 8 个县乡村一体化的慢性病管理团队,每个团队 6~8 人,既有临床经验丰富的牵头医院专家,又有了解实际情况的乡村医生;既有诊治医生,又有护理人员,负责辖区内常住居民慢性病筛查、健康教育、督查指导、转诊工作等,对慢性病患者每年进行健康检查,并开展随访评估和健康干预等,对危急重症患者开通绿色通道,提高患者生存质量和救治成功率,降低致残率和死亡率,努力构建县乡村一体的预防、治疗、康复服务体系。2022 年,将在 8 个慢性病管理团队运行经验基础上,扩展至医共体 264 个村。**二是开展急救技能培训,把基层急救能力提上来。**成立由 24 家成员单位、32 支队伍、100 人组成的兴化市人民医院医共体天使培训小分队,开展"关爱生命,救在身边"公益活动,先后走进学校、社区、广场、机关企业单位等,进行多发伤的急救、气道异物梗阻急救、高质量心肺复苏 + 自动体外除颤器(AED)使用、脑卒中的急救处理等相关急救知识的理论与实践培训,截至 2021 年 11 月中旬,共进行培训 158 场,累计培训 1.21 万人次。通过该活动的开展,强化了居民应急救护的理念,有力提升了医护人员及居民应对突发事件和意外伤害事故的救援与自救能力。**三是挂牌专家工作室(联合病房),把优质医疗资源沉下去。**牵头医院选派医护专家团队在安丰、沙沟等通过建立工作室(联合病房),医学专家

轮流到基层坐诊,每周至少开诊 2 次、每次不少于 3 小时,为辖区居民提供就近便利的医疗服务。同时,开设不少于 20 张床位的联合病房,加强病房管理,扩大住院病种范围,规范基层适宜技术操作,并通过跟班坐诊、带教指导、临床示教等方式,精准帮扶基层医务人员提高能力。以到安丰中心卫生院为例,专家每月坐诊达到 280 小时,开展疑难病例讨论 37 例、查房 47 次、手术 23 台、讲座 18 次。**四是推进健康筛查活动,把百姓重病慢性病防起来。**利用健康体检车、"四病四癌"筛查车等,走进社区、乡村,为群众进行健康体检、"四病四癌筛查"、房颤筛查、义诊、健康科普等,受益 15 000 余人次。同时,针对参加筛查后选出的高危患者,兴化市人民医院开通绿色通道,开展疾病诊治和科学治疗,为患者提供一体化服务,促进基层百姓慢性病及癌症早期发现,强化早诊断、早治疗、早康复,满足人民群众的健康需求。

(四) 共融发展合起来,百姓诊疗高效放心

实行医保"一本账",内部"一张网",文化"一家人",纵横联合,共进共退,促进医共体内融合创新发展,使百姓接受医疗服务更放心。**一是医保"一本账"。**市医保局实行"总额包干、结余留用"的政策,牵头医院对基层医疗卫生机构进行管理。牵头医院调取历年医保资金数据,对使用流向进行深度分析,制定了患者市内住院率、次均门诊费用、次均住院药品费用等六项月度重点考核指标,市内转诊、费用控制等五项年度考核指标,医保资金由牵头医院考核、发放。通过每月考核、数据分析,对基层运营状况进行深度总结,合理分配使用医保基金,协调内部患者流向,运行半年即取得显著成效,医共体单位次均门诊费用同比降低 4.7%,住院药品费用同比降低 6.0%,健康扶贫住院平均费用降低 8.5%,医疗服务收入占比增加 2.0%。**二是内部"一张网"。**组建医共体内科、外科专科联盟,牵头医院下派技术骨干、专科结对等形式,帮助基层医疗卫生机构特色专科建设,争创市级重点专科、学科,促进成员单位基本医疗服务能力升级。大力推进预约挂号和预约检查系统建设,牵头医院专家号源和大型检查资源全面向医共体单位开放,乡镇卫生院和村卫生室可直接预约牵头医院普通门诊、专家门诊和特殊检查。科学

合理制定医共体药品(医疗器械、耗材)目录、疾病转诊相关目录,制定医共体双向转诊规定、流程、考核等具体方法,使转诊方便、快捷、安全。**三是文化"一家人"。**一方面,各成员单位积极参加牵头医院组织的运动会、年终表彰大会、各类文艺及培训活动,切磋技艺,共同成长,展示不同的精神风貌,增加内部的归属感与文化融合;另一方面,构建医共体内部宣传工作联络机制,成立宣传员队伍,打造宣传平台、通讯平台、精品栏目,提高医共体的品牌力和影响力,使成员单位更有荣誉感和向心力,让文化相融成为医共体长期发展的基石。

二、取得成效

(一)患者回流和下沉,有效就医格局初步形成

近三年,兴化市县域内就诊率保持在 96.0% 以上,县域内住院人次占比从 2018 年的 69.8% 提高到 2020 年的 79.8%,提高了 10.0 个百分点,县域内基层医疗卫生机构门急诊占比从 2019 年的 56.8% 提高到 2020 年的 60.4%,提升 3.6 个百分点。2021 年,兴化市医共体内上转患者同比增加 51.0%,下转患者同比增加 46.0%。

(二)基层医疗能力快速提升,群众就医更便利

兴化市万人口全科医生数从 2018 年的 5.0 人提高到 7.0 人;目前,区域影像诊断中心已实现与全部乡镇卫生院互联互通,同步实施的心电诊断中心常规开展远程会诊 20 家、2021 年已延伸至 13 个村卫生室。与 2020 年相比,2021 年影像、病理、检验、心电诊断中心业务增长率分别达到 460%、326%、324% 和 186%。居民在家门口就能享受到大医院的优质技术。

强龙头　固基层
推动紧密型县域医共体高质量发展

安徽省滁州市全椒县

安徽省滁州市全椒县位于安徽省东部,共辖 10 个镇和 1 个省级经济开发区,面积 1 568 平方千米,人口 48 万人,医疗机构 179 家,平均每千人拥有病床 6.32 张,平均每千人拥有卫生技术人员 5.81 人。近年来,按照"强县、活镇、稳村"的工作思路,统筹全县医疗卫生事业规划和发展,全面推进紧密型县域医共体建设。

一、主要做法

(一)加强医联体建设,提升县级医院大病救治能力

加强与南京、上海等长江三角洲地区三级医院合作,建立医联体 4 个,成立分院 1 个,在江苏省肿瘤医院、南京大学医学院附属鼓楼医院等的支持下建立医学分中心 4 个、名医工作站 5 个。江苏省人民医院、南京大学医学院附属鼓楼医院、东南大学附属中大医院、南京市第一医院已与全椒县级医院形成常态化帮扶机制,长年派出专家到全椒县开设名医工作站、手术带教和讲学等。江苏省肿瘤医院长年派驻 2 名专家驻点县人民医院肿瘤中心工作,肿瘤患者县域内就诊率由 2016 年的 20.0% 提升到 2021 年的 72.0%;上海市第六人民医院全椒籍骨科专家连续 7 年在全椒开展骨科手术带教及公益手术,相关骨科学术论坛成为全国知名的学术交流平台。

（二）实施特色专科发展战略，助力基层医疗能力提升

2018 年以来，全椒县连续 3 年将基层医疗卫生机构建设纳入"十大为民办实事工程"，每年投入基层医改资金超过 1 300 万元，配合牵头医院对乡镇卫生院实施特色专科建设，助力优质医疗卫生资源下沉。乡镇卫生院共建成血透、医养结合、精神、肛肠 4 个特色专科，极大地方便了群众就医。全椒县武岗镇卫生院康复专科，按照居家房屋标准建设，院区还设立老年人康复作业训练室、老年人活动室等设施，现有康复医师 9 名，开放床位 60 张，在院治疗人数每月平均达 55 人，康复费用每人每月 5 000 元左右，报销比例高，个人支付少，患者享受二级医院的服务，支付一级医院的费用；县人民医院帮助古河镇中心卫生院建设血透专科，投入全新血透机 4 台、血滤机 1 台，下沉医护人员 3 人驻点带教，满足附近 20 位病员的透析治疗，极大地方便了血透患者的就医需求，减轻了患者负担。各乡镇卫生院均开设中医馆，各村卫生室均常规开展 4 类以上中医药适宜技术，并在十字镇打造中医药示范区。

（三）建设县域医共体中心药房，破解基层用药难题

2018 年，全椒县开展县域医共体中心药房建设试点，两家牵头医院分别建立规范化中心药房，形成统一用药范围、统一带量采购、统一集中配送、统一药款支付、统一药事服务的"五统一"管理模式，为基层医疗卫生机构搭建了"服务、管理、监管、培训、健康促进"五大平台，从根本上破解了基层医疗卫生机构用药难题，实现了基层群众"用到药、用好药、安全用药"三个目标。2019 年 2 月 26 日和 7 月 19 日，国家卫生健康委药政司先后两次到全椒县调研县域医共体中心药房建设工作；2019 年 9 月 12 日，国家卫生健康委办公厅《卫生健康交流》（第 145 期）刊载了全椒县中心药房建设经验做法。2021 年 10 月 26 日，安徽省县域医共体中心药房现场会在全椒县召开，县域医共体中心药房成为滁州市乃至全省对外宣传亮丽的"医改名片"。

（四）实施"百医下乡""千医轮训"工程

两家牵头医院分别制定"百医下乡""千医轮训"对口支援基层医疗卫生机构实施方案，2021年医共体牵头医院累计下派驻点医师76人次，开展手术带教226台次，帮助基层分院培训医护人员122人次，接收乡镇卫生院医务人员进修32人次，乡村医生培训589人次。

（五）实施智慧医疗服务体系建设，促进互联互通

牵头医院组建医学影像、心电、医学检验、病理诊断中心，与乡镇卫生院和社区卫生服务中心实现有效对接，患者在基层即可享受到牵头医院的诊断。2021年以来，开展远程教学30余次，远程心电诊断286例，影像诊断2 132例，病理诊断15例，且实现检查检验结果医共体互认。全民健康信息平台建设初步建成，实现基层医疗卫生机构"智医助理"全覆盖。

（六）实行村卫生室片长负责制，筑牢卫生网底

根据村卫生室地理位置、服务人口数量、服务能力等，将村卫生室进行分片管理，两到三个村卫生室为一片，改原来村卫生室室长负责制为片长负责制；片长由镇卫生院在业务能力强、责任心强的村卫生室室长中进行推选，经县域医共体办公室综合考评产生；实行片长负责制，由片长对片区村卫生室药品采购、双向转诊、公共卫生服务、"两卡制"、履约、环境卫生等工作进行监督管理，由片长按月对片区内村卫生室的医务人员进行考核；按照每名乡村医生服务人口1 000~1 500人标准，对村卫生室乡村医生进行调配，赋予片长片区内乡村医生调配权；由牵头医院医共体办公室和镇卫生院每季度对片长进行一次考核，按照考核结果对片长实行奖惩，片长一年一聘。全县243名在岗乡村医生全部参加企业职工基本养老保险，通过月考核、季评比，奖勤罚懒，乡村医生月收入水平达到4 500~7 500元。

二、取得成效

（一）县级医疗服务能力显著提升

在长江三角洲地区三级医院帮扶下，全椒县县级医院肿瘤科、心内科、神经外科、骨科、重症医学科、眼科等学科建设得到显著增强，南京市儿童医院全椒分院带动了县人民医院儿科能力显著提升；2021年1月全椒县人民医院被评为三级综合医院，县级医院出院患者三、四级手术占比达到59.93%。全椒县通过中心药房建设解决了基层用药难的问题，通过特色专科带动了基层卫生院内、外、妇、儿、中医等常规科室全面发展。目前，全部乡镇卫生院都能开展一、二级手术。

（二）分级诊疗格局初步形成

县域内住院人次占比由2018年的68.0%提升至2021年的85.25%。2021年，基层诊疗人次占比达到67.01%，基层住院人次占比达到10.9%，分级诊疗长效机制基本形成，初步实现"大病不出县、小病不出镇、一般常见病不出村"的医改目标。

（三）居民健康管理有序推进

通过片长负责制促进了村卫生室基本医疗、基本公共卫生服务、"两卡制"工作的开展。2021年，全县常住居民电子健康档案建档率95.32%，全县家庭医生总签约率33.84%、有偿签约率15.62%、重点人群签约率78.63%、高血压患者有偿签约率10.80%、糖尿病患者有偿签约率5.25%。

提能力 强人才
扎实推进紧密型县域医共体建设

福建省龙岩市长汀县

近年来，福建省龙岩市长汀县深入学习贯彻习近平总书记关于深化医改工作的重要指示和来闽考察重要讲话精神，毫不放松统筹抓好新冠肺炎疫情防控和卫生健康工作，学习借鉴三明"三医联动"改革经验，总结提升"一归口、三下放"基层医改长汀做法，融入"五统一"，推行"五区域、五联盟、五托管"的运行机制，积极探索和实践有长汀特点的紧密型医共体建设模式，努力打造基层医改长汀样板。

一、主要做法

（一）"铸龙头"，提升县级医院医疗技术水平

福建省汀州医院作为县域医共体的龙头医院，围绕"提升医疗服务能力，降低县外转诊率"，主抓学科建设，努力争创省市重点专科，改善薄弱学科。儿科和神经内科建设成为省级重点学科，胸痛中心通过国家卫生健康委认证，卒中中心通过福建省卫生健康委认证，心内科发展取得了长足的进步，冠脉介入手术量突飞猛进，两年以来共完成冠脉介入手术 571 台（PCI 241 台）、急诊手术 108 台，骨科、甲乳外科、肝胆外科、胃肠外科、泌尿外科、妇产科、五官科等科室相继开展多项微创手术，县妇幼保健院新综合楼投入使用后，积极开展小儿外科、中医妇科等新技术新项目，医疗技术水平大幅提升。

（二）"活枢纽"，构建医疗卫生健康服务片区

推行"县级医院＋中心分院＋周边中小分院"帮扶服务模式。以中心分院为枢纽，承上启下，把乡镇分院划分为新桥、大同、河田、濯田、涂坊五个区域医疗卫生健康片区，采取"双集中、双推动、双下沉"措施，打造五大片区医疗卫生服务次中心。由汀州医院和县妇幼保健院集中力量集中技术对接推动五个中心分院，五个中心分院集中力量集中精力对接推动周边中、小分院，开展医联体帮扶和共建协作，下沉优质医疗资源和医疗人才，包括下沉驻点医师坐诊、帮扶重点科室建设、开展临床教学指导、规范医院管理、接受医务人员培训和进修等。目前，新桥的精神病防治中心、医养中心、睡眠治疗中心，大同的膝髋关节治疗、泌尿系统结石碎石、胃肠镜诊疗，河田的血透中心、盆底康复，濯田的妇科宫腔镜检查治疗、CT 检查辅助诊断，涂坊的中医康复等医疗技术服务成为五大片区的亮点。

（三）"扶弱小"，促进中小卫生院共同发展

整合医疗资源，让医疗卫生服务人口城镇化。针对边远中小乡镇的人口向城区和中心镇聚集，医疗服务人群的变化，实行"托管"模式，以"大"带"小"，以"强"扶"弱"。以大同乡镇卫生分院托管铁长卫生分院为试点，在医疗技术人员轮岗、基本公共卫生服务、理疗（中医）科室建设、人员培训等方面深度融合，托管协作。探索合作共建联合分院模式，以汀州医院为医疗技术支撑，由策武卫生院牵头，联合四都、羊牯、红山卫生院建设工贸新城共建医院，设立神经内科和康复科共建病房，汀州医院科主任下沉坐诊指导，规范诊疗。截至 2021 年 11 月底，联合分院服务门急诊 12 956 人次，同比增长 21%，住院患者 674 人次，实现了住院患者"零"的突破，医疗收入 273.43 万元，同比增长 357%，为边远乡镇迁移进城人口提供家门口的医疗卫生服务和基本公共卫生服务。

（四）"创特色"，推进康复和中医联盟建设

长汀县康复和中医联盟建设成效明显，基本实现基层中医化，中医

基层化。以基层中医馆（国医堂）建设为载体，建成 14 个中医馆，大力发展中医和康复特色专科。截至 2021 年 11 月底，乡镇卫生分院中医及康复门诊 105 786 人次、住院 6 522 人次，门诊量占比 10.4%，住院量占比 16.6%，中医诊疗成为基层诊疗的一个重要补充。涂坊分院中医康复科、新桥分院针灸理疗科被评为福建省农村医疗机构中医特色专科建设项目。

（五）"补短板"，强化医疗卫生人才培养

持续实施委托医学高校定向培养本科医疗卫生人才，每年委托福建医科大学和福建中医学院培养临床医学专业人才项目，毕业后充实到县级公立医院和基层医疗卫生机构；开辟人才"绿色通道"，实行高端人才引进直通车政策，汀州医院免试签约引进硕士研究生 4 名；开展人才引进"进校园"招聘活动，由县委组织部、编办以及县卫生健康局、相关医疗机构负责人组成招聘组，进医学院校现场招聘，直接入编；创新柔性引才新模式，柔性引进国内知名医学高端人才发展县域特色专科，汀州医院引进珠江医院心内科及四川大学华西医院泌尿外科等专家，妇幼院引进厦门妇幼院的妇科专家，设立教授工作室，帮助县级医院培养学科带头人和专科团队。

二、取得成效

（一）公立医疗机构医疗业务增长呈良好态势

2021 年 1—10 月，全县公立医疗机构医疗收入 3.83 亿元，同比增长 4.5%；门诊 134.27 万人次，同比增长 5.1%；住院 5.81 万人，同比增长 2.0%。

（二）分级诊疗工作位居全市前列

2021 年 1—9 月，县域内总就诊率达 86.33%，住院人次占比 79.08%，两项指标值皆位居全市第一；基层门诊量占比达 66% 以上，位

居全市前三。

（三）县、乡医疗机构医疗服务能力持续提升

在 2020 年"优质服务基层行"活动中，长汀有 5 个乡镇卫生院通过国家基本标准评审、2 个乡镇卫生院通过推荐标准评审，2021 年有 6 个乡镇卫生院申报基本标准评审、4 个乡镇卫生院申报推荐标准评审；2020 年 5 月，国家卫生健康委公布福建省汀州医院（牵头医院）基本符合县医院医疗服务能力推荐标准，8 月长汀县被国家卫生健康委列入全国基层卫生健康综合试验区。

深入推进医共体建设
开创分级诊疗新局面

江西省宜春市丰城市

江西省宜春市丰城市深入践行习近平新时代中国特色社会主义思想,在江西省、宜春市卫生健康委指导下,按照"保基本、强基层、建机制"工作思路,锐意进取、主动作为,深化公立医院综合改革,建设紧密型县域医共体,有力提升了县域医疗服务能力,构建了分级诊疗新秩序,初步实现了群众得实惠、医院得发展、人员受鼓舞、政府得民心的医改目标。

一、主要做法

(一) 坚持高位推动,建立高效有力的组织保障体系

一是高规格成立医改领导机构。丰城市成立了以市委书记任组长的医改领导小组,成立以市长任主任的公立医院管理委员会(本文简称医管委)。医管委代表市委、市政府直接领导和推动医改工作,同时将各部门办医权力收归市医管委,定期召开医管委会议,统一研究、统一决策改革重大事项。为更好地协调推动医改工作,由一名副市长同时分管卫生健康和医保工作。**二是高要求引领深化医改目标。**将公立医院综合改革工作列入丰城市委全面深化改革重点,与全市中心工作同部署、同落实、同督办、同考核。市委书记、市长定期听取汇报,分管市领导每周一调度。全市各部门围绕同一个目标,推动医改工作健康、高

效、扎实开展。**三是高投入保障,确保医改深入推进。**全面落实公立医院"六项投入"和"三确保一补贴一不准政策",公立医院财政投入逐年增长。保障乡镇卫生院医务人员基本工资和绩效工资 8 000 万元,同时将乡镇卫生院职工社保、职业年金单位负担部分纳入财政预算,全面落实基本药物、基本公共卫生、健康扶贫等投入。新增乡村医生"四项保障",包括每个村卫生室 3 600 元 / 年的运营维护经费、偏远地区乡村医生 3 600 元 / 年的工作补助、乡村医生购买养老保险 1 600 元 / 年补贴和购置保险额度为 50 万元医疗事故责任险。

(二)优化资源配置,建设整合型医疗服务体系

一是科学组建县域医共体。2018 年,丰城市根据群众就医习惯、地域分布以及医院服务能力,按全市人口数约 7∶3 的比例,由丰城市人民医院与 22 个乡镇卫生院组建丰城市人民医院医共体、丰城市中医院与9 个乡镇卫生院组建丰城市中医院医共体。**二是实行理事会治理机制。**成立医共体理事会,制定了理事会章程,明确组织架构、理事会单位的权利和义务、职责与分工,牵头医院负责人任理事长,医共体重大事项由理事会进行研究决议。各成员单位坚持单位编制、原有名称、医疗服务、公共卫生服务管理不变,政府投入即县、乡两级政府对医院投入只增不减。**三是建立高效运行机制。**医共体实行行政、人事、资金、业务、绩效、药械管理"六统一",设立了行政、人力资源、财务、医保、医疗、公共卫生和信息化等管理办公室,统一调配医疗资源,提高运行效率。

(三)引导资源下沉,提升县乡医疗服务水平

一是做强县级龙头医院。在资源整合上,制定竞争有序、优势互补、共同发展的全市医疗资源布局规划,做强丰城市人民医院,发展重点专科,打造县域医疗中心;做优丰城市中医院,发扬独特优势,提升中医药防病治病水平。丰城市医共体与南昌大学第二附属医院组建医联体,30 多个专科与省级医院建立专科联盟,开展省县学科共建、交流协作,引进省级专家下沉帮扶;同时选派 60 多名县级医院骨干医生到省内外三甲医院进修学习,提升县级医院医疗水平。丰城市人民医院、丰城市

中医院都通过了三级医院等级评审,医疗综合实力排名全省县级水平前列。**二是提升乡镇卫生院业务能力。** 牵头医院累计选派 182 名县级医疗人才帮扶基层(其中 36 名骨干担任业务副院长或学科带头人),与原单位工作脱钩,开展专家门诊、科室共建、教学培训,137 名乡镇卫生院医务人员免费到县级医院进修轮训。**三是做实家庭医生签约服务。** 组建市乡村三级家庭医生团队 200 个,配备健康体检一体机,为全市群众做好慢性病管理、健康随访、健康教育和健康档案管理。

(四)创新编制制度,提高基层岗位吸引力

一是合理核定县级公立医院编制。 按公立医院床位 1∶1.3 比例核定公立医院编制,共核定 3 家公立医院岗位编制 2 756 名,并确定了相应岗位数。同时落实公立医院自主招聘、中层干部任免、副职推荐用人自主权。**二是实行"县招乡用、乡管村用"。** 将乡镇卫生院空缺编制纳入医共体统一管理、统一使用,引进后根据工作需要分配到乡镇卫生院工作,实行"编制在医共体、岗位在乡镇",基层"医生荒"得到了有效解决。通过"县招乡用"招聘人才 461 人,分配乡镇卫生院 276 人,大专以上学历占 98% 以上。"新鲜血液"的补充,提高了乡镇卫生院医疗水平。落实"乡管村用",探索乡镇卫生院优先招聘全日制大专及以上学历乡村医生的做法,提升乡村医生岗位吸引力。

(五)坚持上下联动,探索县域分级诊疗新模式

一是明确三级功能定位。 明确市乡村三级医疗卫生机构工作职责,构建清晰的三级医疗卫生服务体系,努力做到"大病不出县、小病不出乡、康复回基层"。**二是制定双向转诊机制。** 明确转诊标准、程序,各医疗机构均开设了分级诊疗绿色通道;编印了基层常见疾病诊疗规范,制定了县级医院 175 个和乡镇卫生院 50 个不轻易上转病种。**三是建立智慧医疗和影像诊断中心。** 投入 2 000 多万元建设县域医共体信息云平台,打通县乡村三级医疗信息网络,实现了分级诊疗、远程医疗、医生培训、影像共享、家庭医生签约、健康档案等六大功能的网络运用;建设医学影像中心,引进先进诊疗设备,统一联网县乡影像设备,为 5 家乡

镇卫生院添置了 CT，成功为 10 000 多名患者进行了远程阅片诊断。

二、取得成效

（一）分级诊疗格局初步形成

2020 年，丰城市县域内住院人次占比、县域内就诊率分别达 88.1% 和 97.3%；参保人员的年住院率从 2018 年的 14.1% 下降到 2020 年的 13.0%；县域内基层医疗卫生机构医保基金占比从 2018 年的 21.7% 提高到 2020 年的 28.9%。

（二）县域基层医疗服务能力有效提升

2018—2020 年，牵头医院帮助基层开展新技术、新项目的数量由 8 个提高到 30 个；"优质服务基层行"活动达到基本标准和推荐标准的乡镇卫生院（社区卫生服务中心）数量从 2019 年的 11 个增加到 2020 年的 14 个。

（三）人民群众得实惠

所有乡镇卫生院均设置中医馆、配备中医医师，建立了热敏灸体验区，全面落实"乡镇拍片，县级医院统一诊断"，让老百姓在家门口就能享受中医药特色诊疗服务和县级医院医疗技术。截至 2021 年底，家庭医生签约覆盖率达到 30.9%，重点人群签约服务覆盖率达到 60.5%，低收入人口履约率达 100%。

践行初心使命　勇于改革创新
做好人民健康的"守门人"

山东省德州市武城县

山东省德州市武城县坚持以人民健康为中心的发展思想,突出党的核心领导地位,把推动县域紧密型医共体建设作为"一把手"工程,大胆突破、积极探索、勇于实践,建立了在医共体党委领导下,以县人民医院为龙头,镇街卫生院、社区卫生服务中心和公益性社区(村)卫生室为成员单位"1+8+296"的县域紧密型医疗卫生共同体,构建起"基层首诊、双向转诊、急慢分治、上下联动"的格局,为提升县域医疗卫生服务能力、满足群众需求提供了样本。

一、主要做法

(一)突出党建统领,坚持顶层谋划

一是突出党建统领,配置最强改革力量。坚持从加强党的领导发力,理顺组织关系,建立健全党建工作体系,打造推进改革的"动力引擎"。在县级层面,成立由县委书记、县长任双主任,县委组织部部长、分管副县长任双常务副主任的县医共体管委会,下设秘书组、人事组、财审组、医保组、医政组、纪检组、筹备组 7 个工作小组,由县委组织部分管干部的副部长担任秘书组组长,统筹改革力量,形成高规格组织架构。在医共体内部,实行党委领导下的牵头医院院长负责制,落实对行政管理、人事管理、内设机构、人员招聘等经营管理自主权,对"三重一

大"事项,实行党委会、院长办公会集体研究决定并按规定程序执行,同时建立内外部监督机制,全方位保障医疗卫生秩序。**二是坚持顶层谋划,构建系统改革"路线图"。**为加强改革的系统性、整体性、协调性,制定《县域紧密型医疗卫生共同体建设工作方案》,核心任务是在"三个不变"(基层医疗卫生机构保持公益性质、事业单位性质、职工身份及隶属关系不变;承担基本医疗、基本公共卫生服务的职能不变;财政投入政策保持不变)的前提下,以"八个统一"(统一人力资源、医疗业务、财务、绩效考核、资源配置、集中采购、信息化建设、医保支付管理)打破县域医疗卫生机构行政层级分割,构建县域紧密型医共体组织框架,实现县镇村"人、财、物、平台"一体化管理。**三是加强硬件建设,提升医疗卫生服务"新动能"。**投资12亿元建设县人民医院新院区,建筑面积15.45万平方米,床位1 000张。重点打造3个县域医疗服务次中心、1个社区医院、100个中心卫生室,力促基层医疗卫生机构全面升级。

(二)明晰功能定位,推进分级诊疗"便捷化"

一是明晰功能定位。制定《医共体分级诊疗疾病目录》,包括乡镇卫生院首诊疾病50种,县级医院下转疾病20种,让医共体内医疗卫生机构与患者按病情"各归其位"。**二是推进药械统一。**统一县乡医疗卫生机构用药目录,统一组织、统一制度、统一采购、统一配送、统一结算,解决了基层个别药品配送难、药品短缺等问题。**三是实行"双向转诊"。**开通"向下、向上"转诊绿色通道,向县域外转诊患者提供"代办转诊手续—联系上级医院—后续康复随访—慢性病管理、医护上门服务"等全链条服务。落实县域内双向转诊连续计算起付线制度,全县参保患者因同一病种需要县域内转院治疗的,医疗保险统筹基金起付线连续计算,为参保患者节约了就医开支、提高了转诊报销效率。

(三)推动资源下沉,帮扶乡镇卫生院"出特色"

一是推进人才下沉。县人民医院下派业务骨干担任成员单位业务院长,强化基层医疗卫生机构领导力量,同时实行基层服务积分制,与医护人员晋级晋职、评先树优挂钩,调动他们"下沉"的积极性。**二是推

进专科下沉。推进成员单位特色专科建设,将"组团式帮扶"升级为"造血式帮扶",形成"一院一科一特色"品牌效应,提升区域医疗卫生服务能力,为群众提供更快速有效的医疗卫生服务,如鲁权屯中心卫生院建立了骨科特色专科,四女寺卫生院建立了肛肠专科。

(四)创新绩效考核,激发医疗队伍"内动力"

建立以健康管理率为综合指标的绩效考核体系,按照"允许医疗卫生机构突破现行事业单位工资调控水平,允许医疗卫生服务收入扣除成本并按规定提取各项基金后主要用于人员奖励"的要求,在保障正常运转和事业可持续发展的前提下,自主确定薪酬水平,落实医共体总负责人和总会计师年薪制,落实基层医疗卫生机构"公益一类财政供给,公益二类绩效管理",形成倒逼机制,充分调动基层医护人员主动服务意识。

(五)落实"两下两送",实现服务群众"零距离"

为解决群众"看病难""看病贵"的问题,落实"两下两送"工作,变"病人跑"为"医生跑"。"两下"即将慢病门诊从县人民医院下放到乡镇卫生院,病种由 2020 年的 4 个扩展到 2021 年的 13 个;将"两病"(高血压、糖尿病)门诊从乡镇卫生院下放到村卫生室。"两送"即对失能半失能患者、重型精神障碍患者和困难群众送医下乡、送药上门。

(六)统筹疫情防控,织密疫情防控"安全网"

牢牢把握"紧密型"这个核心,推进疫情防控由被动变主动,构建"1张网"联动、"1家人"连心、"1体系"急救的"大安全"格局。"1张网"即借助公安天网工程,在各卫生室、卫生院疫情防控重点部位安装视频监控设备,随时掌握每名外来人员情况、就诊情况,保障了全县防疫安全。"1家人"即全县 1 783 名医护人员统一管理、统一调配、统一使用。"1体系"即 13 辆 120 救护车全天候运转,构建完善急救体系。在县委统筹疫情防控领导小组统一领导下,医共体承担了全县新冠病毒疫苗接种任务,共设置接种点 14 处,对 367 名工作人员进行了规范化培训并持证上岗,科学规范推进全县群众疫苗接种工作。2021 年 1—6 月份,已接种 109 646 人次,第二剂接种 106 775 人次,完成核酸检测 111 264 人次。县人民医院大型接种点和四女寺卫生院发热哨点工作受到省委疫情防控督导组表扬。

二、取得成效

（一）龙头得提升

县域医共体成立以来,县人民医院胸痛中心、卒中中心、创伤中心、呼吸与危重症学科规范化建设通过国家级认证,建成县域省级临床重点专科 1 个、市级临床重点专科和重点培育专科各 1 个。2021 年上半年,牵头医院开展新技术、新项目 7 个,出院患者三、四级手术量同比增长 63.7%,实现医疗收入同比增长 30.79%。

（二）基层得发展

2020 年,乡镇卫生院住院人次、医疗收入同比分别增长 46% 和 33%。2021 年上半年,门急诊累计就诊 15.8 万人次,占医共体总量的 48%,同比增长 20.78%;住院患者 3 814 人次,同比增长 33.87%;医疗收入同比增长 62%。

（三）群众得实惠

截至 2021 年 6 月底,累计开展"两病"(高血压、糖尿病)报销 3.4 万余人次;慢性病报销开展 6 839 人次,送医下乡 494 人次,送药上门 2 361 人次;已累计为 1 389 例病患开展影像检查,心电中心集中诊断病例 7 978 人次。为 65 岁以上老年人开通免费查体业务,通过医共体内部带量采购,每年为县域内基层医疗卫生机构共节省支出 4 万元以上。

（四）基层医务人员得激励

2021 年上半年,乡镇卫生院医务人员平均月收入同比增加 636 元。其中,3 个乡镇卫生院医务人员月平均收入同比增长超过 1 000 元。

以人为本　因地制宜
构建"市县同城"紧密型县域医共体

河南省濮阳市濮阳县

河南省濮阳市濮阳县地处河南省东北部,与市区紧密相连,辖20个乡(镇)、两个产业集聚区,993个行政村,114.3万人。有县级医疗卫生机构4个、乡镇卫生院20个、民营医院8个、村卫生室1 014个。近年来,县委、县政府着力实施县域医疗卫生一体化改革,建立县乡村一体化服务体系,改体制、建机制,强县域、固基层,探索出了一条"市县同城"下的改革之路。

一、主要做法

(一) 加强领导,高位推动改革

一是高规格成立领导组织。成立县委书记为组长(主任)、县长为常务副组长(常务副主任)的紧密型县域医共体建设领导小组(即医共体管理委员会,本文简称医管委),为高质量推进县域医共体建设提供坚强组织保障。**二是高效率运行管理机构**。县医管委建立周汇报、月分析、季通报、年考核的工作机制,厘定医管委、成员单位、医疗集团的权责清单,各司其责、各尽其职、高效运行,协力推进。2019年成立县医疗改革服务中心,建立专人、专班、专事改革工作机制。**三是高投入提升医疗服务**。县委、县政府坚持民生优先,多方筹资14.4亿元,高标准建设4个县级医院、1个卫生院新院区,19个卫生院病房(门诊)楼,7个社区卫生服务中心（站）、763 个标准化村卫生室，医疗卫生条件实现大提升、大突破。

（二）因地制宜，创新改革路径

一是统筹规划，科学布局。坚持中西医并重，2019 年 9 月成立由县人民医院和县中医院两个县级医院牵头、20 个乡镇卫生院融入、6 个民营医院为补充的两个医疗健康集团，培育实力较强的两个乡镇卫生院为副牵头单位，以掎角之势相呼应，筑牢全县域医疗健康服务网，构建高质量县乡村一体化发展格局。**二是党建引领，创新管理。**成立县医共体党委，党委书记由卫生健康委党组书记、主任担任，加强集团党的建设。集团成立党委，实行党委领导下的院长负责制，牵头医院院长兼任集团理事长，实行党建、行政、人员、业务、药械、财务、绩效、信息等"八统一"管理。**三是完善政策，分级诊疗。**明确县乡医疗卫生机构诊疗病种，建立上下转诊绿色通道，实行"先诊疗、后付费""一站式服务"。改革医保支付方式，建立"结余留用、合理超支分担"的激励约束机制，落实差异化报销政策，促进患者基层就医、医保基金回流县域，加快形成分级诊疗就医新格局。**四是关口前移，医防融合。**设立公共卫生管理中心，将疾病预防、妇幼保健、精神卫生工作融入医疗集团建设。成立慢病管理中心、治未病中心、健康管理中心，实行家庭医生签约"总院＋乡镇＋乡村医生"的组团式服务模式，重点人群签约率达 100%，推进从"以治病为中心"向"以健康为中心"转变。

（三）上下联动，提升服务水平

一是上接天线强县级。县人民医院与三甲医院长期紧密协作，通过专科联盟、远程医疗协作网、区域诊疗中心协作建设、名医工作室建设等方式，带动提升自身能力；建成危重孕产妇救治、危重新生儿救治、卒中、胸痛、创伤中心。市中医院全面托管县中医院，下派专家担任科室负责人，新建特色临床科室、设立专家门诊，填补医疗技术空白 10 项，业务量增长 30%。**二是下带乡村固基层。**创新实行县级医疗卫生指导员下乡帮扶政策，医疗专家团队长期下沉基层，为乡村医疗卫生机构

"强骨""赋能"。2个卫生院、4个民营医院被评为"二级医院";1个卫生院被评为"全国百佳乡镇卫生院"、5个卫生院被评为"全国群众满意的乡镇卫生院"。**三是搭建平台强支撑。**2个集团建成远程影像、远程检验、远程会诊、远程病理、远程心电、消毒供应、院前急救等"七大中心",实现基层检查、上级诊断、结果互认、资源共享。信息系统上联三甲、下联乡村,年平均远程会诊900多例,远程诊断2万多次;实行"就医一卡通",实现预约挂号、费用结算、转诊转院电子化服务,极大方便了群众就医。**四是转变监管严考核。**卫生健康、医保等部门转变管理模式,由对单一医疗卫生机构的监管转变为对医共体整体联动监管,加大监管力度抽查频次,严厉打击违法违规行为。制定县域医共体建设成效评估办法,把医疗质量安全、医保基金使用、群众健康改善和满意度等作为核心指标,医管委年中、年末组织对医共体进行严格考核,考核结果作为财政补助、医保经费拨付、干部提拔任用、工资水平调控等的主要依据,激发医共体加强内部管理,提升服务水平。

二、取得成效

(一)基层医疗服务能力不断提升

牵头医院帮助基层开展新技术、新项目的数量逐年提升,从2018年的34项提高到2020年42项;"优质服务基层行"活动达到基本标准的机构数量从2019年的8个增加到2020年的25个,其中达到推荐标准的有5个;基层医疗卫生机构病床使用率从2018年的66.4%提高到2020年的75.8%。2020年全县健康素养知识知晓率达20.1%,较2019年提高2.5个百分点。

(二)有序就医格局初步形成

濮阳县县域内住院人次占比从2018年的68.6%提高到2020年的72.1%,提高3.5个百分点;县域内就诊率从2018年的81.4%提高到2020年的98.1%,提高16.7个百分点;县域内基层医疗卫生机构门急诊占比近 3 年维持在 72% 左右。2020 年,医保基金县域内支出率达到 60.1%,较 2018 年上升 5.6 个百分点;县外转诊率为 25.9%,较 2019 年下降 4.5 个百分点;参保人员年住院率为 18.0%,较 2019 年下降 1.6 个百分点。

"四项举措"同向发力
全面推进紧密型县域医共体建设

广东省韶关市曲江区

广东省韶关市曲江区以紧密型县域医共体建设为抓手,以人民健康为中心,在管理体制、运行机制、服务模式上积极探索、大胆创新,有效提升基层医疗服务能力,持续推进紧密型县域医共体高质量发展。

一、主要做法

(一)高位推动,统筹谋划,构建改革新体系

一是强化政府主导,健全治理体系。高规格建立由区委书记任主任的医共体管理委员会、由区长任主任的医共体理事会,落实政府办医主体责任。充分发挥社会办医优势,将区级民营医院纳入医共体建设,促进区域医疗资源共建共享。构建"1+7+6"医共体架构,成立"1个医共体总院"统筹实施医共体总体发展规划,设立"7大职能部门"对医共体内行政、人员、财务、质量、药械、信息、绩效等7个方面实行一体化管理,建立远程影像、远程会诊、消毒供应、全民健康等6大中心推进医疗资源共享、同质,实现医共体内"一盘棋"运作与发展。**二是优化管理模式,畅通运行机制。**实行医共体内唯一法定代表人,由医共体总院院长担任医共体各成员单位(除民营医院外)唯一法定代表人。将医共体成员单位的部分管理权、经营权、人事权和分配权统一到医共体总院,加强对医共体运行情况的综合监管和绩效评价,实现由"保姆式"管理

向以指导、监督、考核为主的行政化管理转变。探索推进医共体总院院长年薪制,制定目标管理责任制绩效考评实施方案,考评结果与院长聘任、绩效工资等挂钩,发挥考核"指挥棒"作用,进一步激发医共体运行活力和发展动力。

(二) 优化配置,资源共享,提升服务能力与效率

一是推进学科建设,增强综合实力。区人民医院作为医共体牵头医院,与省级三甲医院结成医联体,专家团队定期开展医疗帮扶,成功创建胸痛中心和脑卒中心,骨科、泌尿、心血管、皮肤等学科达到三级医院水平。**二是实施精准帮扶,提升基层医疗卫生服务能力。**制定医共体内"组团式"医疗帮扶方案,根据医共体各基层分院的毗邻情况、服务人口数量、机构设置、服务能力和疾病谱等情况,将区医共体内 10 家基层分院划分为 3 个片区,由 3 家区级医院牵头为基层分院制定"一对一"的帮扶方案,有针对性地派出医疗技术团队下沉基层开展专家门诊、业务查房、手术治疗、临床教学、处方点评等医疗帮扶,深度参与基层分院管理与学科建设,有效提升基层医疗卫生机构诊疗水平。如樟市镇分院(樟市镇中心卫生院)在牵头医院帮扶下成立骨科、创伤外科小组,开展新技术、新项目 20 余项,业务培训 50 多场。**三是落实双向转诊,强化上下联动。**在基层分院设立医共体"联合病房"和"双向转诊病房",组建由区级医院中、高级职称专科医生和基层卫生院全科医生共同组成的团队,为基层患者提供联合查房、用药指导、健康咨询等连续诊疗服务,形成"总院 + 分院""全科 + 专科"的协同管理模式,推动优质医疗资源向基层延伸,让群众的常见病、多发病在家门口得到及时有效的诊治,逐步实现"小病在基层、大病去医院、康复回社区"的良性就医格局。**四是推动信息共享,提高服务效率。**建立医共体"六大中心",常态化为基层分院提供远程影像诊断、远程会诊、业务教学、临床检验、医疗物品消毒等服务,实行医共体内检查检验结果互认共享,形成"基层检查、上级诊断、区域互认"的分级诊疗新格局,提高基层医疗服务均等化、同质化、一体化水平。在基层分院推广建设家庭医生签约服务及公共卫生服务智能化信息平台,打破信息壁垒,强化医疗服务和居民健

康数据监测。着手建立医共体各成员单位共同使用、信息互联互通的临床医疗信息系统,推动数据共享和业务协同,实现"数据多跑路,群众少跑腿",百姓就医更加省时、省力、省心。

(三) 医防融合,协同管理,谱写健康新篇章

一是健全慢病防治体系,提升健康管理水平。以基本公共卫生和家庭医生签约服务为抓手,医共体总院建立全民健康管理中心,医共体牵头医院设立慢性病管理部门,乡镇卫生院设立慢性病管理科,将村卫生站纳入辖区乡镇卫生院管理,建立区镇村三级慢性病防治网络。组建由区级医院专科医生为技术支撑,基层全科医生为依托,乡村医生兼任健康指导员为延伸的医共体慢性病管理团队,为慢性病患者提供分级、分类、分标、分片管理服务,逐步形成"未病早预防、小病就近看、大病能会诊、慢病有管理、转诊帮对接"的全流程健康管理服务模式。例如,开展"糖网筛查",为糖尿病患者免费提供视网膜病变筛查和跟踪随访服务,实行"一人一档案"健康管理,对糖尿病视网膜病变实现早发现、早诊断、早治疗,受到了基层群众和社会的一致好评。近三年来,曲江区完成糖尿病患者视网膜病变筛查 8 418 人次,其中转至上级医院接受针对性治疗的视网膜病变 2 级及以上人群 561 人次,有效降低糖尿病致盲风险。**二是构建医防协同机制,提高全民健康素养**。着力推动"以治病为中心"向"以健康为中心"转变,创建国家健康促进区和国家慢性病综合防控示范区,积极申报广东省紧密型县域医共体医防协同试点。在全区 110 个村、居委会挂牌成立公共卫生委员会,建立由区疾病预防控制中心、区卫生监督所、区人民医院、区妇幼保健院、基层医疗卫生机构、村卫生站和公共卫生委员会共同参与、齐抓共管、信息互通的医防协同管理机制,做实做细健康筛查、健康干预、健康管控、健康宣教、传染病监测等健康管理服务,织牢织密公共卫生防护网络,打通基层公共卫生服务"最后一公里"。

(四) 改革机制,盘活资源,激发人才新动能

一是实施"人才强医",注入"源头活水"。创新基层"人才池"管理

模式,在编制总量内,基层医疗卫生机构人员实行"县招县管镇用"。通过基层人才引进计划、"丹霞英才"公开招聘、订单定向医学生委托培养计划等模式,不断提升引才效率,2019 年以来,曲江区共为基层引进医疗卫生技术人才 169 名、"丹霞英才"40 名,储备本地户籍医疗卫生人才 14 名,基层卫生人员在编率由原来的 62.0% 提高到 87.0%,有效充实了基层医疗卫生机构人才队伍力量。**二是创新管理机制,释放人才活力。**全面落实基层医疗卫生机构"两自主一倾斜""一类财政保障,二类绩效管理"等人事薪酬改革政策,建立多劳多得、优绩优酬的绩效分配制度,充分发挥绩效工资的正向激励作用。"化零为整"统筹优化基层岗位设置,协调人社部门重新核算基层医疗卫生机构中、高级岗位数量,新增正高级岗位 9 个、副高级岗位 39 个、中级岗位 28 个,有效破解了基层岗位设置不合理、中高级岗位不足的难题,实现基层正高岗位"零"的突破。制定医共体岗位设置方案和竞聘管理办法,组织开展基层岗位竞聘,共 105 名人员实现岗位晋升,"人才池"管理趋于合理化,有效调动基层医务人员积极性和主动性,全方位打造一支"引得进、留得住、干得好"的卫生健康人才队伍。

二、取得成效

(一) 牵头医院的"龙头"带动作用进一步凸显

2021 年,区人民医院开展三、四级手术 4 000 多台,抢救成功率达 90%,出院患者三、四级手术比例达到 50.6%,较 2019 年和 2020 年分别提高 8.3 个百分点和 4.5 个百分点。

(二) 基层医疗服务能力明显提高

2020 年,区域内万人口全科医生数达到 5.14 人,比 2018 年的 1.96 人和 2019 年的 2.23 人有较明显的增长。2021 年以来,大塘乡镇卫生院实现了该院 10 年来手术分娩零的突破;樟市乡镇卫生院各类手术 100 多台,同比增长了 5 倍多,实现二级手术零的突破,带动基层医疗卫生特色专科、重点学科迅猛发展，群众满意度达 96%。

（三）县域外就诊患者不断回流和下沉

2020 年，曲江区县域内就诊率 77.4%，较 2019 年增加 14.1 个百分点；县域内基层医疗卫生机构门急诊占比达到 65.2%，比 2019 年增长 10.6 个百分点；医保基金县域内支出率较 2019 年提高 3.1 个百分点。

以托管帮扶为支撑 以资源整合为抓手
实现聚合力、激活力、强能力

海南省昌江黎族自治县

海南省昌江黎族自治县(简称昌江县)位于海南省西北偏西部,总面积 1 617 平方千米,常住人口 23.2 万人,辖区内医疗卫生机构 112 家。昌江县是海南省第一个紧密型县域医共体建设和改革的试点市县,打造"县域整体打包跨省托管＋紧密型县域医共体建设"新模式,构建起优质高效、上下贯通的整合型医疗卫生服务体系。

一、主要做法

(一)打造双核引擎,实现县级医疗资源强强整合

昌江县医疗集团横向整合县人民医院和县中西医结合医院,促使医疗集团专科能力得到快速提升。整合县级两家医院的大内科系统、大外科系统等平台学科,整合妇科、产科和儿科、新生儿科,成立"妇产儿童医学中心",其他科室实行一科两区布局。门诊服务实行两院区全面贯通,两院区均安排专家门诊,实现住院证、门诊检查单、检查结果"三互认"。

(二)构建重点专科,实现医疗集团核心竞争力显著提升

2021 年 4 月,武汉大学人民医院和昌江医疗集团建立 20 个"专科医疗联盟",重点打造心血管内科、消化内科、肾病内科、急重症医学科、

麻醉科等 10 个重点专科,其中急诊科列入"国家县域急诊急救大平台建设示范单位",危重症救治能力、临床专科服务能力和医疗质量安全明确提升。武汉大学人民医院累计向昌江县医疗集团派驻 127 名帮扶专家,接收昌江选派的 68 名专业骨干进修。

(三)全面整合资源,实现一体化管理体系集成创新

一是机构一体化。昌江医疗集团整合县域内 16 家医疗卫生机构,统一各成员单位的法定代表人。**二是**管理一体化。实现医疗集团内党、政、人、财、物一体化管理,实施用人机制改革和绩效分配机制改革,试点开展了医疗集团内医保总额预付改革,推进县域内药耗"五统一"(即目录、采购、管理、配送、支付)。**三是**业务一体化。将分散在不同成员医院的学科资源,进行重组、重构布局,充分整合平台学科和机能科室。**四是**人员一体化。以管理、技术、人才、信息为纽带,通过选派人员挂职乡镇卫生院业务副院长、选派科主任和医疗骨干到乡镇卫生院排班坐诊和驻点帮扶,实施"县属乡用""乡属村用"招聘,实现了县级优质医疗资源下沉流动和县乡医疗服务同质化管理。**五是**信息一体化。搭建了县级两家医院信息集成平台,在全省率先开通 5G 远程专家门诊服务,通过远程会诊、远程影像、远程心电、远程病理,实现"下级检查、上级诊断"。

(四)加大健康宣传,实现健康管理主动服务

昌江县医疗集团医护人员组建 6 支"健康教育宣传小分队",主动深入全县各村居开展健康教育,普及健康知识。启动县乡居民健康体检"三个一"工程(即一份心电图、一份血压、一份血糖),为每一位体检者建立健康档案,并对健康档案进行评级分类管理和定期随访,形成闭环管理。

二、取得成效

(一)形成特色专科优势,技术能力大幅提高

昌江县医疗集团的微创腔镜手术占比由 2018 年的 9.55% 提高至

2021 年的 22.30%，例数增长 54.47%；三、四级手术占比由 2018 年的 6.37% 提高至 2021 年的 48.50%，例数增长 51.70%。开展了新技术、新业务 42 项，包括直接前方入路（DAA）关节置换术、经皮肾镜碎石取石术、腹腔镜下结直肠癌根治术、急诊 PCI、急性上消化道出血救治、术中快速冰冻切片等。

（二）实现优质医疗资源下沉基层

一是人沉。2021 年，下沉基层的内科专家诊疗人次为 12 652 人次、外科专家诊疗人次为 1 260 人次、妇产科专家诊疗人次为 1 380 人次、儿科专家诊疗人次为 2 620 人次、眼科专家诊疗人次为 931 人次、临床带教 1 195 次、组织培训学习 125 场、住院查房指导 78 次、开展手术 88 例。医疗集团的医务、护理、药学、疾控、院感、健康管理等职能部门深入基层指导培训和进行同质化管理已形成常态化。二是物沉。武汉大学人民医院根据昌江县医疗集团的实际需求，先后两次向昌江县医疗集团捐赠价值 800 万元医疗设备。

（三）群众负担大幅度减轻

一是昌江县建立医疗集团后，住院次均费用增幅明显放缓，2020 年住院次均费用较上年增长 10.68%，2021 年住院次均费用较上年增长 2.44%，比全省增幅比例低 0.94%。二是针对县域多发病种，实施全县免费慢性肝病超声筛查、甲状腺疾病、乳腺疾病超声筛查。

高位推动　紧密共建
奋力打造紧密型县域医共体凤冈模式

贵州省遵义市凤冈县

2019 年,贵州省遵义市凤冈县被纳入全国紧密型县域医共体建设试点县以来,始终围绕构建"责任、管理、服务、利益共同体",按照"一坚持三强化"的思路,着力在"建、共、统、能"上求突破,县域医共体建设取得丰硕成果。

一、主要做法

(一)坚持高位推动,在"建"字上求突破

一是成立管理委员会。成立由县长任主任、分管领导任副主任、财政和人社等相关单位主要负责人为成员的县域医共体建设工作管理委员会,定期召开医共体调度会,分析研究医共体推进过程中存在的问题,同时抽调专人组建专班,负责统筹协调推进县域医共体建设。**二是组建医共体。**充分整合县、乡镇、村医疗卫生资源,推动县乡村一体化发展。以县人民医院、县中医医院为龙头,组建两个紧密型县域医共体,按照"一年顺体制,三年见成效,五年出成果"的实施步骤,推动县乡一体、镇村一体化发展。**三是建章立制。**制定了《凤冈县紧密型县域医疗卫生共同体建设工作实施方案》,实施"六统一"运行机制。出台了《凤冈县县域医共体薪酬分配实施方案》等 21 份配套文件,保障改革工作协同推进。

（二）强化紧密共建，在"共"字上求突破

一是责任共担。医共体总院与乡镇卫生院分院均签订医共体协议书，加挂了县域医共体分院牌子，召开了县域医共体相关会议并成立了医共体理事会，制定了医共体管理章程及相关制度，成员单位参与决策。县域医共体建设工作管理委员会对县域医共体建设发展情况进行考核，并将考核结果与县域医共体负责人的聘任和年薪挂钩。**二是管理共同。**落实县域医共体内部岗位设置、绩效考核、收入分配、职称聘任等自主权，人、财、物实施统一管理。**三是服务同质。**建立了"基层首诊、双向转诊、急慢分治、上下联动"的分级诊疗方案、县镇诊疗病种、转诊流程，确保医疗质量统一管理。投入 896 万元完成以人口健康信息平台为基础的信息化建设，融合人口信息、居民健康档案和电子病历系统数据资料，逐步实现公共卫生等"六大业务"协同和信息共享，建立医学检验、影像等资源共享中心，实现检查检验结果互认。乡镇卫生院健康管理服务中心建设在全省率先实现全覆盖。**四是利益共享。**医疗收入实行统一管理、独立核算。基本公共卫生服务项目等补助经费依据县域医共体考核结果拨付。建立医保经办机构与县域医共体之间的协商谈判机制，合理确定、动态调整医保基金总额预算指标，全面深化医保支付改革，牵头医院改革"按单病种＋床日付费＋混合方式"付费方式，实行区域点数法总额预算和按病种分值付费（DIP），医共体正在按程序向市医保局申请实行"打包付费"评估。

（三）强化六个统一，在"统"字上求突破

一是扎实推进行政统一。医共体分别制定了《凤冈县人民医院医共体章程》和《凤冈县中医医院医共体章程》，设置医共体管理中心，建立工作制度，完善运行机制，对各分院进行统一管理。**二是扎实推进业务统一。**整合医疗资源，逐步建立开放共享的影像、心电、病理诊断和医学检验等中心，推动基层检查、上级诊断、县域互认。**三是扎实推进人员统一。**医共体成员单位人员编制总量由县卫生健康局会同编办进行统筹，根据"总量控制、动态调整、统筹使用"的原则，由医共体总院

统一招聘、统一培训、统一管理、统一调配、统一考核,按县级医院和基层医疗卫生机构两种类型进行分类核定,全面推行人员控制数管理,落实医共体总院用人自主权。核定县人民医院人员控制数 1 326 名、县中医院 738 名,同时划转县人民医院、中医院 349 个编制到县妇幼保健院及各分院使用。将行政村卫生室纳入事业编制管理,调剂 87 名事业编制用于行政村卫生室,稳定乡村医生队伍,逐步实现全县 87 个行政村每村配置 1 名带编乡村医生。**四是扎实推进财务统一。**医共体组建单独财务管理中心负责财务工作,落实专门岗位,加强医共体经济管理工作。对分院财务实行单独设账、统一管理、集中核算、统筹运营。**五是扎实推进药械统一。**由凤冈县康养集团组建单独药品供应保障中心负责药械管理工作,推进药品耗材统一管理、统一目录、统一采购、统一配送、统一支付。**六是扎实推进绩效考核统一。**认真落实"两个允许"要求,制定符合医疗卫生行业特点和医共体发展要求的薪酬制度,制定医共体绩效监测指标体系,以公益性为导向建立与医共体组织方式、运行模式相匹配的年度绩效评价考核办法,考核结果与财政投入、医保支付以及薪酬待遇、职称评聘、任免和奖惩等挂钩。

(四)强化内涵提升,在"能"字上求突破

一是以"东西部协作对口帮扶"为抓手,着力在"请进来"上下功夫。积极争取支援医院派驻专家的帮扶指导,并延伸至成员单位。截至 2021 年底,浙江省人民医院、吉林大学白求恩第一医院、上海市奉贤区卫生健康委等几家单位已累计派驻凤冈县受援医院及成员单位专家达 207 人次,驻点帮扶 88 人,结对师徒关系 7 对,开展教学查房 2 470 次、手术示教 576 台(次),开展新技术 66 项、学术讲座 725 次,免费接收凤冈县医务人员进修 232 人。**二是以"优质服务基层行活动"为抓手,着力在"促服务"上下功夫。**对照活动标准,补短板、强弱项,做实做细优质服务,南北区域医疗次中心(南部琊川镇卫生院、北部永安镇卫生院)表现突出、成效显著,达到国家推荐标准,受到国家卫生健康委、国家中医药管理局通报表扬。**三是以"强考核"为抓手,着力在"派下去"上下功夫。**将总院派到分院的专家数、服务时间纳入县域医共体考核指标,

加大"派下去"的力度,推动总院选送管理型、业务型人才到分院作执行院长,指导开展新项目、新技术,提升乡镇级医疗服务能力,改善软硬件设施。

二、取得成效

(一)县域医疗服务水平显著提升

一是县、乡镇(街道)、村三级医疗卫生机构标准化建设实现**全覆盖**,县妇幼保健院通过二甲评审。**二是**学科建设按下**"快捷键"**,县人民医院胸痛中心通过国家认证,"5+2"重点学科通过省级考核评估。县中医医院依托现有中医资源,打造完成集体检、理疗、保健、康复为一体的中医医院特色治未病中心,针灸科成功创建为省级重点专科。**三是基层医疗卫生服务驶入"快车道"**。镇(街道)卫生院中医馆建设全覆盖,75% 的村卫生室均能开展基本中医适宜技术服务。截至 2021 年 11 月底,总院指导分院新增科室 10 个,开设特色科室 6 个,开展新项目 16 项。

(二)基层公共卫生服务能力不断增强

在医共体总院督促指导下,分院公共卫生管理和服务能力进一步提升。以县人民医院医共体花坪分院、中医医院医共体何坝分院等为试点实施慢性病网格化、分级分色管理,高血压、糖尿病规范管理率均达 60% 以上,严重精神障碍患者管理率达 80%。

(三)患者下沉,医保资金回流

2020 年,县域内基层医疗卫生机构门急诊占比达到 46.4%,较 2019 年提升 14.3 个百分点;县域内就诊率达 90%,达到省级卫生健康高质量考核目标值。医保基金县域内支出率从 2018 年的 70.2% 提高到 2020 年的 79.8%,提高 8.5 个百分点。

激活内生动力　提高医疗质量
全面推进县域医共体建设

陕西省商洛市镇安县

陕西省商洛市镇安县地处秦岭南麓,山大沟深,群众外出看病极不方便。新一轮医改以来,镇安县按照"保基本、强基层、建机制"的要求,以县域医共体建设为抓手,推动覆盖县、镇、村的综合监管、公共卫生、医疗服务、医疗保障、药品供应、保障支撑"六大体系"建设,形成了结构合理、机制健全、管理有效的制度框架,有效提高了改革的整体性、系统性和协同性,基本实现了"90%的患者在县域内就诊,65%的患者首诊在基层"的目标。

一、主要做法

(一) 以一个目标为导向,持续优化顶层设计

按照紧密型县域医共体建设试点要求,县委、县政府认真研判,提出解决县域医疗系统管理体制不活、工作机制不全、配套政策缺位、保障水平过低、医院运行乏力、服务水平不高等与群众就医密切相关的实际问题,确立了以紧密型县域医共体建设"1234567"模式和"三个破解、三个好转、三个提升"的改革目标,即围绕**"一个目标"**(健康镇安建设),解决**"两个问题"**(县域内医疗资源分布不合理问题、基层服务能力不强问题),建立**"三个医疗共同体"**(县医院、中医院、妇幼保健院医疗共同体),深化**"四项改革"**(管理体制、人事薪酬、分级诊疗、公共卫生服务),

健全**"五项机制"**(投入保障、人才保障、医疗保障、医药保障、价格杠杆),推行**"六位一体"**(管理共同体、服务共同体、利益共同体、责任共同体、发展共同体、品牌共同体),实现**"七化建设"**(管理集团化、服务同质化、提效信息化、设备现代化、负担合理化、环境法制化、监督精细化),全力打造紧密型县域医共体新模式,从而实现**"三个破解"**(分级诊疗落实难、优质资源下沉难、群众看病就医难)、**"三个好转"**(医改核心指标明显好转、看病贵明显好转、医患关系明显好转)和**"三个提升"**(医疗服务能力明显提升、医务人员待遇明显提升、社会满意度明显提升)。

(二) 以两个强化为支撑,不断夯实改革基础

一是强化基础设施建设。先后投入资金 6.8 亿元,完成了县级公立医院基础设施建设,实施了 15 所镇办卫生院、154 所中心村卫生室标准化建设任务,建成了"八位一体"覆盖县镇村三级医疗卫生机构的区域卫生信息化网络。**二是强化总院能力建设。**3 所医共体总院分别与省市三级医院建立了对口支援与协作帮扶关系,开展新技术、引进新项目80 多项。建成了国家、省级优势专科 14 个,脑血管、重症监护治疗病房(intensive care unit, ICU)、康复等专科 8 个,孕产妇、新生儿急救中心2 个。医共体总院协助分院建成特色专科 15 个,调配大型医疗设备 25台/件。

(三) 以三大体系为总领,不断提升管理效能

一是建立政府主导体系。县级层面成立以县委书记、县长为主任的医共体管理委员会,加强组织领导、管理和考核等重大工作,印发了镇安县《紧密型医共体建设方案》和《紧密型医共体工作责任清单》,明确工作内容,夯实部门职责,县委深改会、政府常务会多次研究部署紧密型医共体建设工作。医共体总院进一步加强党的建设,实行党委领导下的院长负责制,明确党委书记和院长的权责,提升改革整体协同性。建立《医共体总院章程》和《医共体任务清单》,确保各项改革任务顺利推进。**二是构建整合型医疗卫生服务新体系。**结合县域医疗卫生机构分布特点,整合 15 个镇办卫生院,组建县医院、县中医医院、县妇

幼保健院 3 个医共体,建立以米粮镇、云盖寺镇、柴坪镇为枢纽的东、中、西三个医疗副中心,进一步优化医疗资源配置,形成"品"字形医共体布局。充分发挥总院在管理、技术等方面的优势,成立"一办五中心",定人、定岗、定职责,实行扁平化管理,确保工作开展常态化。**三是建立指导督导体系**。确立以"补短板、强弱项、堵漏洞,严标准、抓规范、提质量,转理念、强学习、重服务"的紧密型医共体分院建设的指导方向。强化一个办公室、两张清单、三项机制和四个专家组的四项能力建设,不断提高工作的能动性和协同性。即医共体办公室,任务落实清单、指标考核清单,建立业务指导机制、人才培养机制、效能提升机制,组建督导检查组、业务指导组、慢病签约组、培训义诊组。建立月台账、季销号、年排名制度,对县域就诊率、基层首诊率、医疗费用增幅、药占比和患者满意率等重点指标进行监控排名,对业务指导、培训培养、科室共建和人员下沉情况进行量化考核,确保医共体建设工作顺利推进。

(四) 以四项机制为纽带,不断强化服务水平

一是建立上下联动机制。选派 15 名副主任医师脱产服务基层,通过"传帮带"的形式不断提高基层服务水平。结合"优质服务基层行"活动,定期对分院通过以查代训,以训示范的方式不断强化医疗卫生服务能力,县医院医共体永乐街道办分院完成"优质服务基层行"创建任务,受到国家卫生健康委表彰,后续将陆续完成分院的创建任务。启动分院"科室共建",为推进分级诊疗、康复在基层奠定基础。总院制定《诊疗工作指南》和《院感防控工作规范》通过"请回来、沉下去"的形式加强分院院感防控管理;成立疫苗接种医疗保障工作领导小组,实行党委主抓、党委委员包抓工作责任制,抽调副主任及以上医师和主管以上护师组建分院医疗保障工作组,下派至各接种点,全面负责医疗安全保障工作。**二是建立纵向发展机制**。总院将探索的第三方薪酬制度改革模式、岗位管理、全员聘用和"双百分"绩效考核经验向分院延伸,不断提高分院精细化管理水平。建立以质量安全为中心的检查、考核、评价、控制、信息反馈等管理评价体系和以药占比、次均费用、百元医疗收入、医疗服务收入占比、医疗费用增长幅度为主的费用控制体系,实现了医共体

内医疗卫生服务同质化管理。**三是强化医防协同机制。**推动专业公共卫生机构主动融入医共体建设,强化专业指导,推进疾病三级预防和连续管理。完善医防协同工作机制,做到防治服务并重,组建医共体内部家庭医生团队,实行"1+1+X"(1 名乡村医生 +1 名镇办卫生院医生 + 总院服务团队)模式。针对签约服务履约率不高的问题,开发全科医学服务包,推行网格化管理、团队化服务,为居民提供基本公共卫生和健康管理等服务。**四是优化良性就医机制。**制订医共体县镇两级诊疗、外转下转疾病目录,以及医共体内部、医共体之间和县域向外转诊管理办法;建立基层首诊、双向转诊、急慢分治和上下联动的分级诊疗制度;统一转诊会诊流程和标准,落实分级诊疗制度,并与医保差别化支付政策衔接,形成系统、连续、有序的医疗健康服务模式。总院将分级诊疗、慢性病管理和签约服务相互融合、有效衔接,对慢性病下转患者建立名片问诊、定期随访和全程跟踪机制,确保下转患者安心康复在基层。

二、取得成效

(一)医疗资源更均等高效,有序就医格局基本形成

县域医疗卫生资源得到全面统筹,医疗卫生机构功能定位更加精准,县镇村三级医疗卫生服务网络管理方式和运行模式更加优化,全民保障体系建设更加健全。通过上下联动、一体化管理,县域内就诊率接近 100%,县域内住院人次占比从 2019 年的 90.0% 提高到 2020 年的 93.3%,提升了 3.3 个百分点;基层医疗卫生机构门急诊人次占比从 29.3% 提高到 2020 年的 47.0%,提升了 17.7 个百分点;医保基金县域内支出率从 2019 年的 74.3% 提高到 2020 年的 83.5%,提升了 9.2 个百分点。医务人员满意度达到 98.7%。

(二)医疗卫生服务更优质高效,群众就医更实惠便捷

通过优质资源下沉、科室共建、机制约束、效能转变等制度建设,医疗卫生服务更加优质高效。2020 年县域内千人口卫生技术人员数较上

年度提高了 0.33%；县域内千人口县级公立医院床位数较上年度提高了 0.19%；县域内基层医疗卫生机构中医药门急诊占比达到 25.40%，较上年增加 2.1 个百分点，15 所分院全部设立中医科、配齐中医医师，中医药处方占比 16.90%，较上年度提高了 11.50%；通过医疗、医药和医保联动改革、相互协同，实现了群众能够看得起病、看得好病和就近看病的改革目标。参保人员住院率 17.60%，较上年度下降了 5.40%，患者满意度达到 97.90%。

强化共建共享　促进融合发展
高质量推进县域医共体建设

甘肃省庆阳市庆城县

近年来,甘肃省庆阳市庆城县坚持政府主导、强化部门联动,以重构县域医疗卫生保障体系、重塑县乡一体诊疗服务体制、重建县域优质资源调配机制为突破,通过探索实施"345"发展模式扎实推进紧密型县域医共体建设。

一、主要做法

(一) 夯实"三个支撑",筑牢县乡一体化建设基础

一是强化基础改造支撑,县乡建设"一盘棋"。累计筹资 10 多亿元新建了县人民医院、岐伯中医院、疾病预防控制中心和妇幼保健计划生育服务中心。改、扩建乡镇卫生院 5 个,为 11 个服务人口万人以上乡镇卫生院配备了 DR 机,并实现乡镇卫生院全自动生化分析仪、彩超、十二导联心电图机等检诊设备全覆盖。**二是注重顶层设计支撑,政策配套"一条线"**。立足责任、管理、服务、利益共同体建设,在政府牵头印发医共体建设试点实施方案基础上,紧紧围绕医共体双向转诊、财务管理、绩效评价、药品耗材、资源共享等重点改革内容制定出台了一系列配套文件,推动医共体制度体系日趋完善。**三是完善信息系统支撑,数据共享"一张网"**。建立全民健康信息平台,整合行业内部系统数据,实现了基本公共卫生、健康档案、电子病历等系统数据"一网通联"。建成

县级医疗卫生机构数据交互平台,实现了人员诊疗信息在医疗卫生机构内部"一院通查"。为各级医疗卫生机构配齐识读设备,全部上线使用电子健康卡,实现了县域内就诊服务全流程"一卡通用"。

(二) 健全"四个机制",理顺县乡一体化运行模式

一是健全组织保障机制,运行管理"集中化"。县人民医院、县岐伯中医院分别牵头组建医共体,成立多方参与的理事会作为决策机构,下设"一办六中心"(办公室及人事、业务、健康、药品、信息、绩效六个管理中心)负责具体运行管理。通过增加牵头医院差额编制、核定基层编制总量及建立县域卫生专技人员"编制池",不断深化医共体内人事制度改革。**二是健全医防融合机制,慢病防治"规范化"。**全面推行"防、治、管、教"四位一体的慢病管控模式,成员单位全部设立健康管理中心,全面推行慢病管控"九步法"(健康教育、免费体检、疾病筛查、结果评估、健康处方、精准施策、康复指导、追踪随访、分类管理),不断健全县乡村分级救治管理机制。分别组建高血压、糖尿病、结核病、严重精神障碍县级防治专家组及 20 个患者社交软件工作群,以健康指导、动态监测、诊疗处置等为核心,着力提升县域慢病管控精准性和时效性,2020 年高血压、糖尿病、肺结核、严重精神障碍等四个慢病患者规范管理率分别达 98%、99%、100%、98%。**三是健全基层帮带机制,县乡骨干"双流动"。**全面推行人员流转派驻、联合康复管理等基层能力帮带制度,累计下派县级专家 80 人次,上挂基层骨干 61 名,引进专科以上医学毕业生 160多人。帮助基层建立特色科室 9 个、设立联合康复病房 31 个。与 2019年同期相比,基层医疗卫生机构门急诊占比提高了 3.49 个百分点、医疗服务收入占总医疗收入占比提高了 9.49 个百分点。**四是健全成效考核机制,绩效评价"一杆秤"。**制定出台医共体绩效评价实施方案,建立管委会、成员单位、医务人员逐级考核制度,通过对定性定量重点指标的动态监测,科学评估建设成效。考核结果与财政补助资金分配、医保资金分配、绩效工资核定等挂钩,牢固树立"多劳多得、优绩优酬"的分配导向。

（三）强化"五个贯通"，推动县乡一体化服务转型

一是强化医疗资源贯通。通过与省内外学术团体、三甲医院"帮联"，建立专科联盟 31 个、技术联盟 13 个。建成心电、影像、检验、病理、消毒供应 5 个县域医学中心，实现"乡检县诊、以县带乡"诊疗服务模式全覆盖，加快县乡服务同质化进程。**二是强化药品保障贯通。**建立药品统一采购制度，统一医共体内用药目录，组建了医共体药事管理委员会，实行药品统一采购、集中配送和集中支付，通过建立实施常态化药事评价考核机制，推动县域临床用药管理整体水平稳步提升。**三是强化中医服务贯通。**两个医共体均已构建县乡一体的中医药防治体系，并为 15 个基层成员单位建成中医馆，通过科室共建、岗位练兵、技术比武等措施，有效带动基层中医药适宜技术推广，并依托"养生庆城"建设，开始发展医养结合产业。**四是强化双向转诊贯通。**进一步规范了医共体"双向转诊"病种目录、转诊指征、工作流程及保障措施，通过全流程信息化管理和远程医疗服务全覆盖，有效确保县域"双向转诊"的连续性和安全性。与 2019 年同期相比，牵头医院下转患者数量占比提高了 1.35 个百分点。**五是强化公共卫生服务贯通。**将基本公共卫生服务质量提升作为能力建设关键环节，同步推动县级医生、药师、营养师、心理咨询师、康复治疗师下沉基层，重点打造"两个团队"(慢病健康管理团队、家庭医生签约团队)，有效提升了公共卫生服务水平。2020 年基本公共卫生服务项目年度考核结果 91.17 分，较 2019 年有所提高，且常住人口、重点人群、脱贫人群签约率分别达到 43.8%、81.2% 和 100%。

二、取得成效

庆城县自全面推进县域医共体建设试点以来，各项改革措施逐步健全、同步推进，分级诊疗就医格局得到持续巩固。与 2019 年同期相比，2020 年，庆城县牵头医院出院患者三、四级手术比例提高了 6.1 个百分点、人员经费占业务支出比例提高了 14.8 个百分点、县域内就诊率提高了 2.0 个百分点、医保基金县域内支出率提高了 22.8 个百分点、基层

医保基金占比提高了 10.3 个百分点,实现了县级服务能力、医保基金效能、医务人员待遇"三提升";县外转诊率降低了 4.3 个百分点、药占比降低了 1.5 个百分点、参保人员年住院率降低了 1.4 个百分点,实现了县外转诊率、药品占比率、人员住院率"三下降"。各项工作持续改进、改革成效初步显现,为下一步加快构建优质高效的整合型县域医疗卫生服务体系打下了坚实的工作基础。

做实紧密型县域医共体
提高群众的看病就医获得感

青海省海东市互助土族自治县

青海省海东市互助土族自治县（简称互助县）建立两个分别由县人民医院和县中医院牵头的紧密型县域医共体,2019 年,将县级疾病预防控制中心和妇幼保健院两所机构纳入医共体,组建互助县健康服务共同体。通过县域医共体建设,县域服务能力显著提升,就医秩序日趋合理,分级诊疗成效初现,激励机制日臻完善,绩效考核更趋科学,患者负担逐步减轻,群众满意度逐年提高。

一、主要做法

（一）坚持高位推动、强化顶层设计

一是坚持高位推动、领导重视到位。县委、县政府高度重视医药卫生体制改革工作,成立了以县委书记任组长,县长任第一副组长,卫生健康、财政、人社、医保等部门负责人为成员的医改工作领导小组,统一领导和组织全县深化医药卫生体制改革工作。坚持县委书记、县长负总责、亲自抓,分管领导主动作为,具体抓。多次召开县医改领导小组会议,研究部署县域医共体建设工作,协调解决医共体建设过程中遇到的困难和问题。**二是加强顶层设计、政策配套到位。**出台了《医疗共同体管理办法》《公立医院绩效考核实施方案》等一系列系列文件,形成了政府主导、部门配合、医疗卫生机构实施的工作模式,两家牵头医院

制定了涉及医共体内人员、财务、绩效考核、药品耗材、资产管理等的文件，建立了比较完善的医共体体系。**三是健全工作机制、运行监管到位。**县深化医药卫生体制改革领导小组办公室组成督导组，定期组织人员对工作进展情况进行督导检查，制定考核方案，严格考核奖惩。

（二）深化管理体制改革，打造管理共同体

县域医共体内实行了人员、财务、设备、药品、业务和绩效"六统一"管理。**一是建立了医共体内人员统筹使用机制。**制定了《健康服务共同体人员统筹使用管理暂行办法》，落实了医院用人自主权。医共体牵头医院负责人由卫生健康局组织选拔，上报县医改领导小组批准后聘用。医共体分院（乡镇卫生院）负责人经医共体牵头医院党委提名，上报卫生健康局党组同意后由医共体牵头医院聘用；医共体内人员调整由牵头医院负责，报县卫生健康局、人社局备案。医共体内实行了人员、财务、设备、药品、业务和绩效"六统一"管理。**二是实行财务统一管理调剂使用。**成立了医共体财务核算中心并按一级预算单位核算，县财政拨款直接拨付给医共体，实行"集中管理、单独核算"。医共体内的资产由牵头医院统一管理并调剂使用。**三是实行县乡村一体化管理。**牵头医院选派科室主任兼任卫生院业务副院长，并选派业务骨干每周下沉至卫生院开展坐诊、带教查房、培训讲座、病例讨论等工作；完善双向转诊机制，开设转诊电话 24 小时在线服务，让乡镇群众就近享受到县级优质医疗卫生服务，实现资源共建共享、管理同标同质。**四是实行目标责任制管理。**对牵头医院实行定期考核，考核结果与院长年薪、绩效工资总量和医保基金挂钩。**五是药品实行"五统一"管理。**建立医共体内药品"五统一"（统一采购目录、统一网上采购、统一采购价格、统一集中配送、统一药款支付）管理，制定《县乡两级用药目录》，促进基层用药采购"目录化"、价格"统一化"、药品"同质化"，保证基本药物惠民政策的落实。

（三）深化医保支付方式改革，形成利益共同体

一是探索城乡居民医保打包付费改革。在全省率先开展城乡居民

医保基金打包付费改革，医共体内按照"结余留用、超支不补"的原则，将筹资总额的90%按人头打包给两家医共体牵头医院，引导医共体控制医疗费用不合理增长，提高资金使用效率。**二是探索构建医防融合新机制，积极开展医共体基本公共卫生服务经费付费改革。**将基本公共卫生服务经费和65岁及以上老年人健康体检经费按常住人口数总额预付医共体统筹用于医防融合工作，按照"全额预算、包干使用、分期预拨、定期核算、量质并重、评价发放"的原则，促进基本公共卫生服务质量效益。**三是县中医院先行先试。**县中医院在全省率先开展中医单病种付费试点，10个病种已被省医保局批准为首批中医单病种付费病种。

（四）县域医疗卫生服务能力提升，助力服务共同体实现

一是加强重点专科建设、助力医共体建设。在2所县级医院建成呼吸、骨科、急诊、中医针灸、中医皮肤、中医肛肠等12个省市重点专科，发挥重点专科在医院的领头羊作用，提升医院核心竞争力。柔性引进"千人计划"专家4人，卫生高层次人才2名，与36名省内外医院知名专家签订长期协作协议。**二是建设"九大中心"，发挥综合医院龙头作用。**牵头医院在原有"五大中心"基础上新增了县域综合医疗管理、远程影像、远程心电和病理诊断"四大中心"，发挥综合医院的龙头作用，覆盖全县所有医疗卫生机构，利用远程会诊平台，向基层提供优质服务。**三是加强县乡两级医疗卫生机构信息化建设。**为11所乡镇卫生院配备了DR和数字心电图等设备，建成了县级医院与乡镇卫生院"点对点、面对面"远程会诊系统，实现了乡镇卫生院电子病历、影像资料和辅助检查等资料同步传输，真正使"下级检查、上级诊断"变成现实，让患者足不出乡就享受到县级医院专家的优质服务。**四是弘扬中医国粹，促进医改向纵深发展。**县中医院积极推广中医适宜技术，依托培训基地培养中医人才，充分发挥中医药"简、便、验、廉"特点和治未病作用，满足群众就近诊疗廉价就医需求，降低群众看病费用，促进分级诊疗制度的落实，推动综合医改向纵深发展。全县21家乡镇卫生院成立中医馆，开展蜡疗、熏蒸、针刀、热敏灸等10余项的中医适宜技术，卫生院中医医疗收入占比不断加大，部分卫生院中医医疗收入占比达到60%。

二、取得成效

（一）牵头医院实力得加强，县域就诊率稳步提升

牵头医院医务性收入占医疗收入比重由 2018 年的 29.7% 提高到 2020 年的 30.0%，牵头医院出院患者三、四级手术比例由 2018 年的 37.0% 提高到 2020 年的 45.2%；群众就近就医目标基本实现，县域内就诊率维持在 95% 以上，让居民在县域内就能够得到较好的医疗卫生服务。

（二）基层医疗卫生服务能力大幅提升，患者下沉基层

乡镇卫生院中医馆实现全覆盖，81.3% 的村卫生室能够开展中医药服务，71.0% 的村卫生室能开展 6 项以上的中医适宜技术。乡镇卫生院服务门急诊人次占比由 2019 年的 26.80% 提高到 2020 年的 34.73%。

（三）患者满意度和获得感得到提升

县中医院在 2020 年全省的患者满意度调查排名第一。五十镇、台子乡等 5 家乡镇卫生院成功创建为全国"群众满意乡镇卫生院"。居民在家门口就能享受到县级医疗卫生机构优质服务，患者满意度和获得感得到提升。

高位推进　高效落实
扎实推进县域医共体建设

西藏自治区拉萨市墨竹工卡县

西藏自治区拉萨市墨竹工卡县始终坚持"江山就是人民、人民就是江山",把保障群众身体健康和生命安全作为政治任务和初心使命,把紧密型县域医共体建设作为实现这一初心使命的重要途径和必然举措。

一、高点谋划"三坚持、三强化"　打好稳如磐石根基

(一)坚持领导带头,强化组织保障

县委、县政府始终坚持以人民为中心、以基层为重点、以改革创新为动力,把紧密型县域医共体建设作为"一把手工程",县委、县政府主要领导挂帅指挥、研究部署,特别是县级分管领导为了更有效、有序、有力推进医改工作,主动调整分工,将卫生健康委、医院、医保等单位纳入分工范畴,及时发现、研究、解决医改中的各项难点、焦点问题,为有序推进紧密型县域医共体建设保驾护航。

(二)坚持按需投入,强化资金保障

为满足群众就医需求,累计投入 8 779 万元实施县医院提升改造以及县急救中心、藏医院、乡村医疗卫生机构标准化建设等基础设施项目,并为乡镇卫生院引进了彩超、生化检验设备及 DR 机等医疗设备;累

计投入 1 130 余万元实施医疗卫生信息化建设升级改造工程,目前县乡医疗卫生机构信息化建设已全覆盖。自 2020 年以来,每年争取不少于本级财政收入的 1.8% 作为县人民医院医疗集团保障资金,两年来已投入 1 300 万元保障资金。2021 年本级财政投入 3 990 万元用于县医院综合住院楼项目。

(三)坚持顶层设计,强化制度建设

2018 年,县委、县政府率先制定《县级医院托管乡镇卫生院实施方案》《关于组建县乡医疗联合体的实施方案》《关于进一步深化县乡医疗机构一体化建设的实施方案》等文件,为有序推进紧密型县域医共体工作奠定了坚实基础。近期,根据区市相关要求,县委、县政府及时出台《墨竹工卡县医疗体制改革暨紧密型县域医疗卫生共同体建设工作方案》《墨竹工卡县加快推进国家紧密型县域医共体试点县工作三年行动计划(2021 年—2023 年)》等配套政策文件,为下一步重点工作把舵定航。

二、高位推进"四完善、四构建" 打造示范引领样本

墨竹工卡县围绕"二十个统一、五个强化"成立医疗集团党委和 11 个职能中心,全力构建"责任、服务、管理、利益"共同体,全面深化紧密型县域医共体建设。

(一)完善体系,构建责任共同体,实行"一体化"

2019 年 10 月,墨竹工卡县构建以县人民医院为牵头医院,以乡镇卫生院、疾病预防控制中心为基础,以村卫生室为落脚点的墨竹工卡县医疗集团,成立医疗集团党委,实行党委领导下的院长负责制,并及时成立人力资源、医教、财务、招采、公共卫生、医保、信息、药品、设备等 11 个职能中心,真正实现人、财、物统一管理和资源共享。同时,县委、县政府制定《墨竹工卡县人民医院医疗集团章程》,进一步明确医疗集团内部组成部门的定位和权责。医疗集团正在完善《墨竹工卡县人民医院

医疗集团考核细则》,特别是集团党委框架设置和相应编制等事宜,市卫生健康委、县委组织部"双向发力",正在与市委组织部积极对接争取。

(二)完善机制,构建管理共同体,实现"同质化"

一是完善人才管理机制。制定《墨竹工卡县人民医院医疗集团人才管理暂行办法》,建立医共体内部人员能上能下、统筹调配、按需流动机制,在县委组织部的协调指导下,打破用人机制、突破用人导向,拟将1名工人身份的优秀医务人员推荐到县人民医院班子岗位。县卫生健康委主动放权,做好配合、支持和监督医疗集团全权负责县域内医务人员的调整、配备、使用,真正实现了"优质资源统筹调配",也做到了专业人干专业事、专业人管专业事。**二是完善职称评定机制。**制定完善《墨竹工卡县人民医院医疗集团职称晋升竞聘实施方案》,建立医共体内部人员职称评定规则,以"实绩"竞聘、以"成效"竞聘,彻底打破论资排位,真正实现能者上、庸者下,为真正想干事的人打造舞台、为能干事的人创造条件、为干成事的人加油鼓劲。**三是完善乡村医生退出机制。**制定完善《墨竹工卡县非公益性聘用乡村医生暂行管理办法(试行)》,严把乡村医生的"准入、退出"两大关口,严肃乡村医生的日常考核和管理,2021年为符合退休要求的26名乡村医生兑现一次性补助资金270余万元,从源头上解决乡村医生的后顾之忧、也鼓足了乡村医生的干事激情,正在开展乡村医生离退和补录工作。同时,正在起草《墨竹工卡县人民医院医疗集团财务管理制度》,为实现县乡两级财务统一管理奠定了坚实基础。

(三)完善举措,构建服务共同体,实现"基层化"

一是补齐人才短板,全面提升诊疗水平。两年来,县医院选派17名业务骨干下沉到乡镇卫生院,帮扶基层薄弱科室,指导开展适宜新项目、新技术,基层医疗服务能力不断提升。目前,正在着手推进乡镇卫生院开设病床事宜,拟计划配备相应医务人员。**二是补齐造血短板,全面提升诊疗能力。**两年来,发挥医疗援藏力量,通过业务培训、技术帮扶等手段,累计培养各类人才50余名,全面加强对基层医疗卫生人才的培养力度,基层人才队伍整体素质不断提升,特别是通过南京市三级医院帮扶工作,真正实现了"输血""造血"并举,打造了一批本地院科主任、专科带头人和优秀人才。**三是补齐康养短板,全面推进签约服务。**两年来,融合公共卫生和健康管理,推进县乡村三级医务人员共同参与家庭医生签约服务,成立家庭医生签约团队 41 个,家庭医生签约率达 98%,其中重点人群签约覆盖 100%,实现"送医上门、送人就医"。

(四) 完善链接,构建利益共同体,实现"规范化"

一是县乡两级资金保障链接持续强化。在各项资金投入的基础上,每年本级财政预算 200 万元用于乡镇卫生院、村卫生室基础建设和维修改造。同时,县卫生健康委第一时间将上级配套的医改资金和补助资金拨付至县人民医院医疗集团,确保资金链接上下畅通。**二是薪酬机制保障链接持续优化。**制定完善《墨竹工卡县乡镇卫生院管理办法》《墨竹工卡县乡镇卫生院院长管理办法》,按照年度目标任务完成考核情况,由县人民医院医疗集团保障资金中的 200 万元和基层医疗各项补助资金、业务收入等一定占比资金组成乡镇卫生院考核绩效奖励资金,并与乡镇卫生院院长使用挂钩,真正形成"你赶我超"的工作氛围。同时,各乡镇卫生院正在起草考核绩效资金二次分配制度,待县人民医院医疗集团研究后实施。**三是"三医"改革保障链接持续探索。**为发挥医保基金调控引导作用,进一步提高县域内就诊率和医保资金有效使用率,正在积极努力与市县两级医保局对接,进一步合理优化乡镇卫生院、县人民医院和市级医院之间的差异化报销比例,探索推进"三医联动"改革。

三、高效落实"四实现、四促进" 打牢生命安全防线

为全面提高医疗服务质量、改善医疗服务水平,依托"互联网 +",积极探索智慧医疗和信息化建设,不断提升广大农牧民群众的获得感、幸福感和安全感。

（一）实现信息共享，促进疾病预防

坚持预防为主、防治结合，依托包虫病、结核病、风湿性关节炎、肝炎等慢性病综合防治筛查以及全民体检等工作，有效整合全县县乡两级医疗卫生机构采集的居民健康体检信息，建立和完善全民电子健康档案，有效保障基层群众全周期的医疗卫生服务，实现县乡医疗卫生机构之间数据共享、上下联动。同时，还建立了县域内学生健康档案。

（二）实现诊疗共享，促进优质服务

以县医院为纽带，建成远程会诊平台，连接南京对口帮扶三级医院和乡卫生院，让群众在家门口即可享受到优质、便捷、经济的医疗卫生服务。同时，借助信息系统完善制定全县各级医疗卫生机构诊疗目录和药品目录，设立检验、影像等业务中心，促进建立双向转诊通道，探索实施"基层检查、上级诊断、结果互认"的"共享医疗"模式。目前，正在实施信息化平台改造提升、"智慧疾控"暨公卫平台等信息化项目建设，全面打造、打通县乡村三级信息化平台。

（三）实现智慧共享，促进就医效率

为进一步方便群众就医，本着让"数据多跑路、群众少跑腿"的原则，打破原有窗口挂号、现金缴费、排队取药等传统模式，2019年墨竹工卡县依托"互联网＋就医"新思维，率先启用藏汉双语自助挂号机、自助报告缴费打印机，探索实施手机软件诊间支付方式，缩短了群众就诊等候时间，大大提升了群众的就医便捷性，有效解决了患者"排长队、耗时久"的问题。

（四）实现实时共享，促进有效急救

将"互联网＋医疗服务"理念融入急危重症抢救的院前院内一体化建设，利用救护车载信息化设备登录管理平台，建立与县人民医院、远程专家的信息链接，实时共享患者信息，特别是院内专家根据信息交流，提前制定抢救方案、及时下达抢救指令、迅速完善院内抢救流程，从

而实现远程救护指导,真正建立急救绿色通道,真正做到与"死神"抢时间,全面增加患者救治成功率。

2019 年县人民医院达到县级综合能力推荐标准。2020 年,县域医共体牵头医院出院患者三、四级手术比例从 2019 年的 23.8% 提高到 46.3%,县域内住院人次占比、县域内就诊率分别达到 79.4% 和 95.7%,分别较 2019 年提升 1.4 个百分点和 0.7 个百分点。墨竹工卡县通过全面推进紧密型县域医共体建设,县域医疗卫生服务能力快速提升,有序就医格局初步形成。

注重顶层设计　提升治理能力 全面推进医共体建设

新疆生产建设兵团第十三师新星市

2021年以来，面对严峻复杂的新冠肺炎疫情，新疆生产建设兵团第十三师新星市卫生健康系统围绕新疆工作总目标，聚焦兵团职责使命，坚持一体化改革方向，按照"边探索、边推进、边总结、边提升"的工作思路，聚焦治理体系、运行机制、人事薪酬、医保支付等重点领域，持续推进师域紧密型医共体建设，卫生健康治理体系不断完善，治理能力现代化水平不断提高，卫生健康事业焕发出新的生机活力。

一、主要做法

（一）注重顶层设计，做实布局谋篇

一是注重顶层设计，完善政策保障。围绕"为什么改、改哪里、如何改"，师市层面制定《第十三师关于推进新时代卫生健康事业高质量发展的意见》及10个配套文件，总医院层面制定《总医院预算管理制度》《公立医院绩效薪酬总量核定办法》等26个文件，形成"1+10+N"政策体系，搭建起制度创新"四梁八柱"，以优质的制度供给推动医共体建设深入开展。**二是坚持高位推动，强化组织保障。**成立由师市主要负责同志任组长，组织、财政等19个党政部门主要负责同志为成员的医共体管理委员会，形成跨部门的决策协调机制，突破部门利益，破解"动而不联"的难题，为"三医"联动提供组织保障。**三是加强硬件建设，夯实**

财政保障。投资 1.8 亿元建设传染病区、重大疫情救治基地等重点项目，持续推进 9 个发热门诊、1 个后备定点救治医院规范化建设，打造流行病学调查、核酸采样、医疗救治等 6 支队伍，健全分级分层分流的重大疫情救治体系，提高重大疫情应对能力。

（二）加强党的领导，完善内部治理机制

一是坚持党建引领，构建县域医疗卫生服务新体系。在 2019 年推动 3 个团 5 家团场医院进行试点的基础上，2020 年将其他团场 7 家团场医院全部纳入医共体，加快推动"七统一"。以推进医共体建设为契机，借势借力成立卫生健康委党委、总医院主要负责同志任医共体党委委员的领导班子，加强党对卫生健康工作的集中统一领导，筑牢公立医院发展的"根"和"魂"。**二是落实清单管理，理顺管理体制。**师市卫生健康委依据医共体建设 3 张权责清单，制定党委工作规定、委务会议议事规则、"三重一大"事项规定等"三项制度"，理顺卫生健康委与总医院、总医院与团场分院的管理体制和工作关系，形成上联省级三甲、下带团连、分工协作、四级联动的"1（卫生健康委）+1（总医院）+12（团场医院）+38（连队卫生室）"师域医疗卫生服务体系，为医共体持续发展奠定坚实组织基础。**三是健全运营体系，实行精细化管理。**师市卫生健康委将基本公共卫生服务经费、政府补助经费打包给总医院，引导医疗卫生工作重心下移、资源下沉，促进从"以治病为中心"转向"以健康为中心"。总医院以医院战略发展规划和年度计划目标为依据，开设单位零余额账户、基本存款账户，团场分院仅开设基本存款账户，形成"师财政—卫生健康委—总医院—团场分院"的财务管理体系，促进资源有效分配和使用。总医院持续推动"六大管理中心""六大业务中心"实体化运行，运行医院全成本核算系统，推动医院运营管理的科学化、规范化、精细化。总医院加强日常财务管理监测监督，每半年对团场分院经济运行情况进行 1 次统计分析，查找漏洞、补齐短板，全面提升精细化管理能力。**四是健全评价机制，强化导向指引。**师市卫生健康委、总医院强化公益性导向，分别制定《总医院及主要负责同志绩效考核评价管理办法》《总医院绩效考核管理办法》《医共体成员单位绩效考核办法》，重

点考核党的建设、医疗质量、运营效率、持续发展、资源下沉、满意度评价等,强化对医疗卫生机构监督管理,对医院运行情况进行监测、分析、评价。师市卫生健康委推进"放管服"改革,合理界定并落实政府办医职责、医疗卫生机构自主运营管理权限,不再以简单的行政命令进行管理,而是对医共体提目标、定任务以及考核评估,形成"任务书—合约执行—监管考核"的闭环结构。

(三)多措并举,提升区域医疗卫生服务能力

一是加强援疆帮扶,提升牵头医院综合服务能力。以"河南4所高校附属医院和1所省级医院"组团式援疆帮扶为支撑,聚力"十大提升行动",构建"两高地、两中心"(区域医疗高地、医防融合高地,精神卫生中心、中医康复中心)新发展格局,构建"一体两翼、三核驱动"的新发展格局,引领卫生健康事业高质量发展;总医院重点发展3个兵团级重点学科、6个师级重点专科。**二是坚持重心下移,促进资源下沉。**制定实施《总医院医务人员下沉帮扶实施细则》《总医院专家派驻团场分院坐诊方案》《总医院"1+1+1"家庭医生签约服务工作实施方案》,规定下沉时间、明确工作任务,通过下沉的方式将三级医院先进的医疗技术和管理理念分享给基层医疗卫生机构,提升基层医疗卫生机构的"战斗力"。制定实施《总医院医务人员下沉帮扶补助办法》,根据职称每天为医务人员补助200~500元,并在职称评定、职业发展、教育培训、表彰奖励等方面享受优惠待遇,推动医共体建设持续健康发展。2021年,医疗专家256人次到团场分院开展技术帮扶,诊治患者7 680人次,带动团场分院开展新项目22项。**三是落实基层病种清单管理,强化特色专科创建。**制定印发基层首诊清单、师级下转清单和师域不轻易外转的病种清单,完善转诊管理办法,每下转1例患者奖励总医院医生50元。团场分院结合实际建设内科、外科、妇科、儿科、口腔科等专业专科,形成特色鲜明、专业互补、错位发展、有序竞争的发展格局。

(四)加强人才队伍建设,深化人事薪酬制度改革

一是打造人才磁场,积蓄发展动能。总医院制定实施《医共体人才

引进管理办法》,采取灵活的评聘、返聘、人才引进激励政策,引进学科骨干、高学历、普通高校应届毕业生等各类人才方面,既给予 5 万 ~25 万元的 1 次性购房补贴,又给予 3 万 ~30 万元的安家费和每年 2.6 万元的人才激励金,建立起筑巢引凤"绿色通道",形成"引得进、留得住、用得好"的生动局面。2020 年以来,引进博士 1 名、硕士 4 名、住院医师规范化培训毕业生 19 名,发放人才引进资金 280 万元。师市本级财政支出人员经费 9 203.73 万元,同比增长 9.45%,基层医务人员经费得到及时足额保障,医疗卫生基层基础持续夯实。**二是加快人事改革,增强生机活力。**总医院对 170 个管理岗位开展疆内外公开竞聘,打破行政级别自主聘任 2 名副院长、1 名总会计师、1 名院长助理,自主招聘 96 人,充分落实岗位设置、人员招聘、岗位聘任等自主权。制定实施《医共体备案制管理实施办法》,核定医共体人员总量 2 233 人,聘用人员通过考评全部实行备案制管理,完善聘用、考核、激励、流动、退出等制度。聚焦住房公积金、职业年金、绩效工资、晋升通道"四项重点",679 名编外人员全面落实同岗同酬同待遇,有效打破编制、岗位、身份"藩篱"。**三是完善绩效分配制度,健全激励机制。**制定实施《总医院内部绩效分配方案》《团场分院绩效分配方案》,实行全员目标薪酬制,核定医共体绩效工资总量 1.2 亿元,以岗定责、以岗定薪、责薪相适、考核兑现,全面落实"两个允许"。实行党委书记、院长年薪制,每人每年 50 万元年薪,由师市财政预算安排。医共体职工薪酬发放改变原来年终一次性平均发放绩效的做法,每月进行绩效考核,逐月发放奖励性绩效。

(五)推进支付改革,减轻就医负担

师市层面制定实施《关于深化医疗保障制度改革的实施方案》,健全管用高效的医保支付机制、严密有力的基金监管机制、优质高效的医疗保障公共管理服务机制。制定《实施城乡居民基本医疗保险基金紧密型师域医共体包干管理办法》,医疗保障局与总医院签订医保协议,核定公立医院医保总额 8 300 万元,实施"总额预算、结余留用、超支分担"的激励约束机制。总医院切实落实自我管理主体责任,按照"事前预算沟通、每月数据分析、年中重点约谈、全程跟踪监管"的程序,对团

场分院费用指标和医疗服务质量进行考核评价。

(六) 借助信息化技术,优化服务模式

一是推动互联共享,实现上下贯通。投资 3 500 余万元,先后建立起"总医院—团场分院—连队(社区)卫生室"的分级诊疗网络、"总医院—团场分院全科 + 专科联合门诊(联合病房)",团场分院实际操作,总医院科学诊断,实现"基层检测 + 上级诊断 + 区域公认",全面构建覆盖诊前、诊中、诊后的线上线下一体化医疗服务模式。建成"内连兵、师、团、连四级医疗卫生机构,外接新疆医科大学附属医院及河南省人民医院、北京医院等优质医疗资源"的纵向贯通、横向互通、扁平化、零距离的远程医疗卫生服务体系,形成流程更加便捷、共享更加直接、体验更加满意的高质量医疗健康服务模式。2021 年,完成远程影像诊断 12 233 人次,远程心电诊断 26 386 人次。**二是改善患者就医体验。**利用网络平台,开通在线视频问诊、在线就医咨询、在线预约挂号、体检结果查询及报告单自助查询等功能,推行分时段预约诊疗和检查检验集中预约服务,开展诊间结算、检查检验结果互认等服务,持续改善群众就医体验。2021 年上半年,医疗纠纷、医患矛盾与同期相比下降 9.1%。

二、取得成效

(一) 区域医疗服务能力得提升,精细化管理更高效

截至 2021 年底,总医院共开展 105 项新技术新项目,其中 34 项技术填补了哈密区域空白,11 项技术在全兵团领先。2020 年总医院出院患者三、四级手术同比增长 20%,在 2020 年全国三级公立医院绩效考核中,总医院经济运营指标获得 260 分,全疆排名第二。2021 年上半年,总医院医疗服务性收入与上年同期相比增长 1.34 个百分点,药品耗材收入占比从 31.3% 下降到 28.8%。

（二）分级诊疗制度得建立，群众就医更有序

师域外转诊率由 2017 年的 5.2% 下降至 2020 年的 3.6%，2021 年，总医院下转率较上年同期相比增长 300%，医共体建设以来逐步形成了基层首诊、分级医疗、双向转诊的诊疗新秩序。

（三）薪酬待遇得提升，医务人员受鼓舞

2021 年上半年医共体总院及成员单位医务人员工资性收入同比增长 50%，人员支出占公立医院业务支出的比例由 2020 年的 34.1% 提高到 2021 年的 37.0%。与 2020 年同期相比人均每月增加 500 多元，充分调动了医务人员的积极性。

第四部分

机制体制创新

打造紧密型县域医共体
朝着全民健康目标破浪前行

福建省三明市将乐县

近年来,福建省三明市将乐县围绕习近平总书记"没有全民健康,就没有全面小康"的总体思路,按照三明医改的总体部署,立足民生民情,在医改路上不断探索与实践,构建起分级诊疗、合理诊治和有序就医的紧密型县域医共体,促进了医疗卫生服务能力和人民健康水平的"双提升"。

一、主要做法

(一)破茧成蝶,塑造县域医疗卫生服务新格局

坚持医疗、医保、医药联动改革方针,以刮骨疗毒、壮士断腕的勇气,解放思想、先行先试,重塑、重构医疗卫生服务体系,推进县域医共体建设和发展,切实提升医疗卫生服务水平,做到"联体"又"联心"。**一是整资源,提升医疗卫生服务效率。第一,整合城区医疗资源。**按照"做大做强县级综合性医院、做精做特中医专科专病医院"的工作思路,采取"一套班子、一套财务、两块牌子",实现县医院与中医院人、财、物等资源整合,成立县总医院,改变了过去两家医院设备重复购买、科室重复建设等现象,推动公立医院逐步回归公益性,实现了"一院两区"格局。**第二,整合县乡村医疗资源。**在整合县级医院和县中医院的基础上,2015年,建立紧密型县域医共体管理模式,构建"以县医院为龙头,乡

镇卫生院为枢纽,村卫生所为基础"的"三位一体"工作格局,基本形成了"小病不出村、常见病不出乡、大病不出县、疑难杂症才到大医院"的诊疗格局。**第三,整合医务人员资源。**精简院领导班子人员,让一部分高级专业技术人员从管理中解套,专心从事临床一线工作。开展两院行政后勤人员整合,建立能进能出、能上能下的灵活用人制度,消除两院行政与医疗技术壁垒,打破相互独立、各自为政的旧格局,为紧密型县域医共体打下基础。**二是强能力,提升医疗卫生服务水平。第一,把优质资源"请进来"。**邀请省、市三甲医院成立名医工作室 20 余个,涉及骨科、肿瘤外科、ICU 等科室,开展各种新技术、新项目 80 余项,填补了多项县级医院的空白,缩短了与先进地区的差距,总医院胸痛中心通过国家胸痛中心认证。通过"以师带徒"方式,促进县级医疗卫生机构服务能力和医疗技术水平提升,有力提升群众的幸福指数。**第二,把硬件设施"提上去"。**新建县医院北区医院、南区门诊综合大楼等一批重大项目,配齐配全 1.5T 磁共振成像(MRI)、DSA 等设备,减少了设备的重复采购,如手术室、供应室、ICU 等重复建设,节约政府资金 4 000 余万元。**第三,把人才资源"沉下去"。**开展"墟日(赶集日)巡诊"模式,形成定期到乡镇分院巡诊制度,实现医生从"被动"下乡到"主动"进村。建设总医院教培中心,定期召集乡村两级医生开展培训,同时通过到总院跟班学习,主任医师下乡手把手教,基层分院比较有把握的病种从 40 多种增加到 85 种。同时,出台双向转诊的具体规定,开通转诊绿色通道,让双向转诊、急慢分治落到实处。**三是促均衡,提升医疗卫生服务质量。第一,打破"信息孤岛"。**在总医院建立全县心电图诊断、影像诊断、远程会诊、视频教学等中心的基础上,投入 1 000 万元为乡镇卫生院统一采购 DR、彩超、全自动生化仪等医疗设备,实现县乡两级医疗资源互联互通共享。**第二,强化"精细管理"。**总医院出台《加强医共体单位管理规定》《县总医院基层分院绩效考核方案》《总医院基层分院全员目标年薪制实施方案》等 10 余项具体措施,加强总医院对医共体内基层分院、村卫生所的管理。村卫生所实行"七统一"管理(统一人事管理、统一财务管理、统一药械管理、统一业务管理、统一绩效管理、统一信息管理、统一养老管理),进一步强化县域医共体医疗质量管控力度,落实医疗质量安全责任制,使医共体内医疗卫生机构管理同质化。

(二)破立并举,探索医共体管理新机制

坚持治标和治本内在统一、相辅相成,进一步明确办医主体、理顺管理体制,推进政事分开、管办分离的科学高效现代医院管理制度建设,建立完善行政管理、基金运行、财政补偿、薪酬分配"四大机制",切实提升医院管理水平,做到"高效"又"高质"。**一是建立责权明晰的管理机制**。明确在医改领导小组统筹协调下,医管委具体负责推进综合医改的领导机制,协调落实重大事项和解决重大问题,协助市里开展县级公立医院绩效考核等工作。卫生健康部门不再行使对医疗卫生机构的直接管理职能,转变为以监督、指导为主要方式的行业管理,形成统一高效监管机制,推进管办分开。总医院代表政府履行办医责任,赋予其人事管理、内部分配、年度预算和运营管理等自主权,对基层医疗卫生机构实行人、财、物、事直管。基层医疗卫生机构负责基本公共卫生和常见病、多发病的诊疗等综合服务,并承担对村卫生所(室)的业务管理和技术指导;村卫生所负责承担本辖区的公共卫生服务及一般疾病的诊治等工作。**二是建立平稳高效的基金运行机制**。以总医院为单位,实行医保总额打包,建立"总额包干、超支自付、结余归己"的预付机制。2017年以来,每年医保基金结余均超过3 000万元,约占医保包干总额的19.5%,把医保结余基金包干给总医院,确定结余的医保基金一半用于医生年薪发放,一半用来做慢病管理。同时,在总医院执行"按疾病诊断相关分组收付费"(C-DRG)改革,不设起付线,取消封顶线,倒逼医院精细化管理,遏制过度医疗,降低医疗成本,提高基金运行效率。**三是建立公益导向的财政补偿机制**。实施医改几年来,所有医疗设施设备采购均由政府投入。同时,每年在总医院设立"人才扶持专项基金"100万元,用于医学人才的引进和培养。乡镇延伸设立的卫生所水电费用也均由政府承担,乡镇分院在编人员经费全部纳入财政预算,每个乡村医生每月补贴1 000元,临聘人员按每人每年3.6万元补助,促进编内编外人员同工同酬。**四是建立公平合理的薪酬分配机制**。通过先后六次医疗卫生服务价格调整,优化医院收入结构,提高医院收入的

"含金量",医院可支配收入大幅增长。县总医院、乡镇卫生院均实行工资总额制度、全员目标年薪制、年薪计算工分制,党委书记、院长、总会计师的年薪由财政承担,根据绩效考核结果发放。

（三）乘风转舵，开辟医防融合新路径

从 2018 年起,将乐县委、县政府开展健康将乐建设,着力"将健康融入所有政策",全面推行健康行为养成等七大健康促进与教育行动,形成"党委统领、政府主导、部门协作、全社会参与"工作格局,加快从以"治已病"为中心向"治已病与治未病"并重,最终向"以健康管理为中心"医疗卫生服务模式转变,切实提高健康管理水平,做到"共建"又"共享"。**一是推动中医中药事业发展,发挥治未病作用。** 建立了以中医院为"龙头"、卫生院为"枢纽"、村卫生室为网底的中医药服务模式,在总医院增加了中药熏蒸、穴位埋线等 46 个中医药诊疗服务项目,并与福州市医疗卫生机构,在康复、医学美容、中医中药等领域开展合作,发挥中医药在治未病、重大疾病治疗、疾病康复中的重要作用。2020 年中草药用量比 2014 年增长 90.0%,中医门诊人次增长 61.0%,达到 4.6 万人次,县中医院被福建中医药大学列为教学医院。**二是以信息化为支撑,推动慢性病防控管理服务。** 建立县域健康管理信息平台,通过大数据手段,对建立健康档案的百姓进行"点对点"跟踪、管理和干预,实施慢性病患者全程全周期的健康管理,切实把"预防为主"这个前端管理起来,达到防治并举的效果。**三是以计生人才转型为抓手,推动健康教育与促进。** 加快卫生计生队伍转型成为健康教育专业人员,成立以 30 名高级职称医护人员为领队的健康教育讲师团,在全县机关、企事业单位中开展健康知识巡讲,普及健康知识。**四是以激励机制为动力,推动"以健康为中心"建设。** 在基层医疗卫生机构免费提供高血压、糖尿病等 6 种慢性病 39 种基本药物的基础上,进一步扩大医保门诊特殊慢性病病种范围,将阿尔茨海默病等疾病纳入特殊疾病范围,医保门诊特殊病种种类达 29 种,有力缓解群众因病致贫、因病返贫问题。按照"统筹包干、结余归己、超支自付"原则,将医保基金打包给县级总医院,包干结余的医保基金纳入医院医务性收入并提取一定比例计入医院工资总额,以

此来调动抓健康教育、健康促进工作的积极性,改变医疗卫生机构大处方大检查的弊端,统筹兼顾治疗与预防,推动以健康为中心建设。

二、取得成效

(一)县级医院综合服务能力显著提升

2018年,将乐县被国务院授予公立医院综合改革成效较为明显县的称号;2019年,将乐县总医院被国家卫生健康委评为县级医院综合服务能力推荐标准300强医院;县总医院胸痛中心通过2020年度第二批次中国胸痛中心及中国基层胸痛中心认证;2020年县域内就诊率达91.0%。

(二)资源下沉效果初步显现

基层诊疗人次占比由2015年的33.8%提升到2020年的55.5%,县医院医生下乡人次从2015年的160人次提升到2020年的480人次。2020年,将乐县总医院医药总收入合计1.56亿元,因新冠肺炎疫情同比下降8.58%;而各基层分院医药收入2 996.36万元,同比增长16.91%。

(三)医务人员积极性得到调动

将乐县总医院院长年薪从2013年的20.9万元提高到2020年的38.51万元,基层医务人员平均工资从2013年的5.4万元提升到2020年的9.5万元,县域医务人员积极性得到充分调动。

(四)老百姓获得增强

全县居民健康素养水平从2015年的3.2%提升至2020年的17.2%,全省委托第三方开展的出院患者满意度从2015年的82.43分提高到92.67分。

放权赋能　深入推动
紧密型县域医共体建设

海南省保亭黎族苗族自治县

海南省保亭黎族苗族自治县位于海南省南部内陆五指山南麓,行政区域总面积 1 153.24 平方千米,常住人口 15.6 万人,辖区内医疗卫生机构 112 家。近年来,保亭黎族苗族自治县采取"政府推动、部门放权、体系整合、资源下沉、要素保障、医保支撑"的做法,高标准推进县域医共体建设,初步形成"县级强、乡级活、村级稳、上下联、信息通"县域紧密型医疗卫生服务体系。

一、主要做法

(一) 坚持高位推动,强化党建引领

县委县政府高度重视医共体建设,党政主要领导分别担任医改领导小组组长和医共体管委会主任,亲自研究审定建设方案,多次深入到医疗集团调研、解决建设过程中遇到的重大问题和困难。全面加强组织领导,设立医疗集团党委,调整理顺医疗集团内各成员单位党组织隶属关系,将县人民医院、乡镇卫生院、村卫生室党组织关系统一划归县医疗集团党委管理。

(二) 注重外力支撑,加强资源整合

积极引进优质医疗资源,将县人民医院整体交由三亚中心医院(海

南省第三人民医院)进行托管,实现技术、人才、管理等平移,并开通"绿色通道"接收疑难病例,上下联动,有效缓解群众"看病难"。同时,组建以县人民医院为龙头、9家乡镇卫生院和2家社区卫生服务站为成员的县医疗集团,并将58家村卫生室纳入一体化管理。医疗集团院实行唯一法人制和党委领导下的院长负责制,同时成立8个管理中心和5个业务中心,初步建立起服务、管理、责任、利益、发展"五位一体"运行新机制。

(三)充分放权赋能,理清权责边界

出台《保亭黎族苗族自治县医疗集团管理委员会章程》《保亭黎族苗族自治县医疗集团章程》,构建县域医共体建设制度的"四梁八柱"。印发《保亭黎族苗族自治县卫生健康委员会与保亭黎族苗族自治县医疗集团权责边界清单》,全面梳理县卫生健康委和县医疗集团在组织人事管理、规划与信息化建设等10个方面的权责边界,逐一明确县卫健委和医疗集团的职责分工。同时,县编委办、县人社局分别下放编制、人事管理权限,最大限度赋予医疗集团管理和经营自主权。

(四)强化要素保障,提升服务能力

加大财政投入,近三年分别投入2 073.55万元、3 180.25万元、10 986.76万元,全县医疗卫生机构基础设施、设备条件得到显著改善。注重人才引进,在用好用足省县人才政策的基础上,医疗集团自主设定引才政策,加大对高级职称、硕士及以上学历和紧缺专业人才的引进力度,2020年以来共引进正高9名,副高11名,研究生9名。加强学科建设,新设或扩建科室7个,新增床位80张,成功创建省重点专科1个,开展新技术、新项目51项。坚持信息赋能,医疗集团总院与三亚中心医院(海南省第三人民医院)建立5G远程手术实时指导系统、放射远程影像会诊平台,与各分院建立基于5G的远程医疗(包括心电、影像、胎心监护和眼底筛查),实现"下级检查、上级诊断"模式,同时完成HIS、LIS等信息系统更新,县人民医院电子病历达到4级要求。

（五）推动资源下沉，筑牢基层网底

成立流动医疗队，每周一至周五选派 10 名内外科副高以上职称医疗专家到卫生院坐诊、查房、临床带教，同时下派 2 名管理人员和 10 名专家及业务骨干到卫生院驻点帮扶。出台《双向转诊、分级诊疗方案》，明确县人民医院与卫生院职责分工，建立高效管用的分工协作新机制。强化村医健康"守门人"作用，为所有村卫生室配备"5G+ 健康管理一体机"，采取"4 个 1"模式（即 1 名二级医院专科医生，1 名基层全科医生，1 名基层护士，1 名乡村医生）组建 67 个家庭医生签约团队，初步形成"疾病筛查、初诊识别、向上转诊、诊断治疗、向下转介、康复随访"的健康闭环管理新模式。

（六）强化医保支撑，改革支付方式

采取"总额预付、结余留用、合理分担、风险调控"方式将城乡居民医保基金按参保人头总额打包给医疗集团，并分为调剂基金和预付基金两部分，调剂基金按当年筹资总额 13% 提取，剩余 87% 作为预付基金全部纳入医共体总预算，充分发挥医保的杠杆作用，激发医疗集团合理控制费用增长和主动开展健康管理的内生动力。

二、取得成效

一是患者回流明显，基层诊疗服务量逐步回升。2021 年县域外住院人次比 2018 年下降 62%，县人民医院手术台次同比增长 71.5%。乡镇卫生院住院人次、门诊诊疗人次不断提升，其中加茂分院住院人次（同比增长 43.5%）和三道分院门诊人次（同比增长 107.7%）增加明显。

二是控费效果明显、群众就医负担减轻。2021 年医疗集团实行药品、耗材集中统一采供，医用卫生耗材成交单价同比降低 52%；住院患者次均费用 4 909.02 元，同比下降 22%；医保结余 920.7 万元，同比增加 64.2%；改革红利初显，有效缓解群众"看病贵"，巩固了脱贫攻坚成果。

　　三是有序就医新格局初步形成。通过建立双向转诊制度和实行健康闭环管理,村医生的健康守门人作用凸显。2021 年 6 月以来,村医向上转诊 469 人次,各分院上转到县人民医院 996 人次,县人民医院下转 215 人次;其中下转随访管理 161 人次,康复治疗 54 人次。

创新人事薪酬制度
助力县域医共体高质量发展

浙江省湖州市德清县

2017 年 11 月,浙江省湖州市德清县整合全县公立医疗资源,组建武康健康保健集团和新市健康保健集团。武康健康保健集团由县人民医院、县中医院和 8 家卫生院组成,新市健康保健集团由县第三人民医院和 4 家卫生院组成。集团成立以来,进行组织架构重组,推进管理体制和运营机制变革,推进行政管理扁平化、业务管理垂直化,真正实现"一家人""一本账""一盘棋"。近两年,德清县不断强化县域卫生人才队伍建设,积极探索人才管理机制改革,多措并举盘活人才资源,实现人力资源利用最大化,助推县域医共体建设高质量发展。

一、实施人才强院战略,大力推动人事管理创新

(一)开展全员岗位管理,六大招引方式聚人才

一是落实自主管理机制,以集团为单位进行全员岗位管理,统筹制定集团内岗位设置与聘任实施方案,保证专技岗、控制管理岗、限制工勤技能岗。**二是制定集团岗位聘期考核方案**,建立公平竞争、能上能下、优胜劣汰机制,实现岗位动态管理。**三是用好自主招聘权**,坚持公开公正、竞争择优、按岗招聘、统招共用的原则,通过择优签约招聘、公开招聘、编外用工招聘、定向委培生到岗就业安排、高层次人才引进六大招引方式,层层筛选优质人才。自 2018 年实施统一招聘以来,4 年内集团

共招引 488 名，县级院区硕博士 36 人，本科 209 人，专科及以下 115 人。卫生院分院招引硕士 1 人，本科 62，专科及以下 65 人。**四是完善人才选拔培养体系**，积极引进高层次人才，2021 年，择优签约招聘 24 名，公开招聘 24 名，高层次人才引进博士 1 名，优化人才梯队建设。

（二）完善职称聘任制度，提升高级职称人才占比

制定完善《德清县武康健康保健集团卫生高级专业技术职务自主评聘工作方案》，在量化考核时充分体现不同专业、不同院区之间的岗位差异，向一线岗位、艰苦岗位倾斜，充分发挥人才激励作用。制定完善《德清县武康健康保健集团专业技术职务聘任实施方案》，设置高级职称岗位聘任占比，其中医生岗位占比 65%、护理 18%、医技 13%、非卫生技术 4%，调整专技职务结构比例，确定临床岗位重心，保障学科发展。2018 年到 2021 年，累计晋升高级职称 159 名，其中县级医院 139 人，分院 20 人。

二、注重人才培养，提升基层医务人员业务能力

（一）创新人才培育机制，提升基层医务人员业务能力

为有效提升基层服务能力，创新全科医生教育培养模式，与浙江大学医学院附属邵逸夫医院建立全国首个"全科教育医学共同体"，即医联体 - 医共体框架下的基层全科医生培养模式，通过专科共建、临床带教、业务指导、教学查房、科研和项目协作等多种方式，提升县域医疗卫生服务能力。在全县 3 家县级医院和 12 家卫生院遴选共有 14 名高级师资、26 名骨干师资、204 名基层全科师资通过学分制分层次进阶式培养。所有学员完成线上培训 11 990 人次（176 课时），组织线下培训 1 014 课时，已完成骨干师资理论及技能考核、基层全科师资理论考核。开展全县医疗质量管理领导力培训，提高业务科室及基层医疗卫生机构医疗质量管理能力。

（二）探索人才合理流动机制，提升分级诊疗能力

2018 年起，共下派副院长 13 人，提拔院长 2 人，主动派遣"专科医生"和"高年资主管护师"下沉基层，开展健康管理服务。2021 年，增派 3 名业务骨干到分院担任挂职业务副院长，实现 8 家分院全覆盖，强化基层管理、教学、医疗等能力。

三、健全绩效考核体系，增强人才队伍活力

（一）建立多维度评价机制，不断激发员工工作动力

重视集团文化建设，以敬业、奉献、感恩、超越的价值观引领，协助共享、创新发展、守护健康是每一位员工的使命。建立以能力和业绩为导向的人才评价机制。积极开展各类技能竞赛，赛出水平、赛出风格，奖励先进、增强自信。完善医德评价标准，克服重学历、资历，轻品德、能力的倾向，建立以品德、知识、能力等要素结合的医德考评体系，实行人才评价监督管理。

（二）建立健全绩效考核体系，稳步提升薪酬工资

一是制定《德清县武康健康保健集团绩效考核分配方案》，按照"一个方案""两级医院""三种考核""四项分配""五大原则"，基于工作当量赋分，对集团绩效考核分配实行统一管理，全面覆盖 8 家卫生院和 2 家县级医院。基于成员单位功能定位，卫生院配套公共卫生、基本医疗和综合管理三类考核，县级医院配套 DRGs、关键绩效指标（KPI）和成本控制三类考核，实行单独考核应用。**二是完善分配激励机制，提升员工职业获得感**。统一奖励性绩效分配项目，包括奖金、管理奖、考核奖（包括收支结余奖）和单项奖。坚持"岗编分离、按需设岗、按岗定薪、岗变薪变"，坚持"多劳多得、优绩优酬、效率优先、兼顾公平"，坚持向基层、临床一线倾斜，坚持人才市场化分配机制，坚持集团与分院、院区与科室两级分配。近三年集团每年收支都实现结余，能够在核定的薪酬总

量内进行自主分配,县乡两级医院职工人均薪酬稳步增长,平均薪酬从10.2 万元提高至 15.7 万元。两家县级医院之间以及县级医院与卫生院之间,人均薪酬差距不断缩小,呈现水涨船高、共同富裕的走向,促进集团各成员单位可持续发展,提升员工生活幸福感。

人力资源管理作为集团行政管理的重要组成部分,在创建健康中国德清示范、建设高质量健康保健共同体的过程中,起着十分重要的作用。立足当下,展望未来,集团将继续完善医共体人事制度与薪酬制度建设,盘活人才资源,建设高素质人才队伍。不断提高医务人员从业待遇,提升工作积极性,有效提高工作效率。持续加大与省级医院合作,加强对基层卫生院培训指导,全面启动县域医疗卫生服务能力提升工程,强化人才培养力度,更好地为全县人民提供优质医疗卫生服务,助推县域医共体高质量发展,提升群众健康安全感、获得感、幸福感。

蓄好资金池 统筹"一盘棋"
深化医共体全员岗位管理和薪酬绩效改革

浙江省温州市平阳县

为激发县域医共体分级诊疗活力,2020 年 10 月起,浙江省温州市平阳县全面启动"医共体基层医疗卫生机构岗位管理和薪酬绩效改革"市级试点。一年来,县域医共体活力显著提升,试点成效得到省、市政府分管领导批示肯定,2021 年 1—11 月基层医疗卫生机构医疗总收入同比增加 9.3%,药占比下降 2.25%,住院人次同比增加 13.3%,门急诊人次同比增加 7.1%,"两慢病"(即高血压和糖尿病)基层就诊率达 72.1%。主要做法成效如下。

一、蓄好"资金池",突破薪酬藩篱,激发内生动力

(一)发挥绩效激励作用,打破薪酬"天花板"制约

按每人每年统筹 1.8 万元,财政追加 1 万元的标准,专项设立 3 000 万元改革"资金池",用于绩效分配、增量兜底和专项绩效奖励;允许打破"收支结余单位绩效工资最高上浮 60%"的"天花板",允许当年收支结余提取不超过 20% 的事业基金后,其余可用于发放人员奖励,有效激发医务人员积极性。如昆阳镇卫生院因绩效最高上浮 60% 限制,上年度剩余 68 万元不允许发放人员奖励,按改革后的标准实行,人均收入可提高 6 000 元。

（二）发挥考核"指挥棒"作用，打破"大锅饭"固化格局

根据卫生院分院运行现状、地理位置、人口分布等情况建立数学模型，将劳动付出、成本投入等转化为标化工作当量，绩效核算、优绩多酬。做好卫生院分院初次分配、相关科室再分配和科室人员三次分配文章，切实从固定拨付人员经费模式转换为按绩效当量分配绩效奖金。如萧江中心卫生院 2021 年 1—10 月诊疗人次同比上涨 17.83%，县级初次分配资金预计从改革前的每人每年 6.7 万元提升至 8.3 万元。优化分院内部和科室内部的二次、三次分配方案，绩效奖金分配方式由按科室人数分配、按职务职级分配转换为按绩效当量分配。如萧江中心卫生院实行以诊疗量为主，辅以年资职务、科内考核等综合绩效分配方式后，该院内科副主任陈医生预计年收入同比增加 118%，与同科室的主治医师两者相差 9.5 万元，与外科副主任医生相差 6.4 万元。

（三）发挥专项奖励杠杆作用，打破"头重脚轻"现象

以专项奖励提升各分院开设新项目、引进新技术、培育医疗骨干人才的积极性，避免优质医疗资源过度集中于牵头医院。一年来，各分院申报专项绩效项目超过 45 项，如心脏彩超、慢性阻塞性肺疾病管理、盆底康复等，运行情况良好，如萧江中心卫生院的盆底康复项目开展时间不足 5 个月，诊疗超 800 余人次，新项目新技术总诊疗超 6 000 人次，并呈增长趋势。县域就诊率和基层就诊率分别达 91.55% 和 81.90%，实现基层医疗效率和质量双提升。

二、统筹"一盘棋"，突破人才藩篱，释放人才活力

（一）整合人员，"轻装上阵"更高效

按照"一盘棋、一家人、一本账"要求，强化县域医共体人员统筹，实施医共体"编制池"管理。按标化当量分类核定各分院人员编制，通过增岗、并岗、顶岗、腾岗、定岗、聘岗等方式，对分院编制进行动态调整，整合医共

体各类岗位 204 个,将后勤等岗位占比降至 10% 以下,实现基层运行"高性价";鼓励后勤服务社会化,不再设置工勤技能岗位,按"退一减一"自然消化。同时,实施全员岗位竞聘,分院院长任职实行聘任制、任期制。

(二) 优化管理,人才配置更合理

明确县域医共体牵头医院专业技术人员职务晋升须具备 4 个月以上医共体分院工作经历;降低内部流动门槛,推动内部流动的常态化、机制化,医共体内部流动对象(定向培养对象除外)在原单位最低服务年限从五年放宽到三年,且不受职称聘用年限限制;加快实施扁平化管理,5 名牵头医院人才在分院挂职医疗副院长,34 个科室实行垂直化管理,提升人才配置效率。同时,做早做好医共体院长年薪制试点建设,将分院院长的年薪与医共体年终绩效考核挂钩,所需资金由财政全额保障、不与基层争利。自分院院长年薪制改革以来,试点单位人均收入同比增长 20% 以上,住院人次增长 20.7%,医疗收入同比增长 7.3%,管理升级,医疗收入结构进一步调整,发展更健康。

(三) 上下联动,"公共卫生""医疗"双提升

为破解牵头医院"强医疗弱公卫",各分院"弱医疗强公卫"的不平衡局面,一年来,共抽取 12 名基层公共卫生骨干充实至医共体牵头医院,牵头医院专家加入 235 支基层家庭医生签约团队,覆盖率 100%;标准化慢病管理中心实现县域全覆盖,通过数字化手段诊前采集患者信息,规范且简化慢病诊疗流程;开展基层医生模块化培训,全年培训 3 000 余人次,覆盖率 100%,基层进修人员 42 人,同比增长 2.5 倍,实现公共卫生和医疗卫生服务能力双提升。

三、发力"提能级",突破信息藩篱,提升服务水平

(一) 全面提标扩容推动"硬件"升级

推动医学检验中心、影像诊断中心、心电诊断中心、病理诊断中心

等 4 个县级诊疗数字化服务设施向基层延伸,实行"基层分院检测—信息互联传送—县级医院出结果"联动检测,开展"未来乡村"健康场所建设,探索智慧医疗、5G 云诊室、远程检验等 18 项应用功能。如昆阳镇水亭卫生室设立 24 小时无人诊室,患者通过 5G 云诊室直接连线县人民医院急诊科医生,实行远程诊疗及开具处方,并通过无人售药机实现自助配药功能,实现基层群众可"远程"自助诊疗,实现"看病不限时,看病不出村"。

(二)以数字化改革推动"软件"升级

建立医共体绩效"分配—考核—监管"一体化;全流程信息平台,将薪酬分配数字化、可视化。医共体绩效信息平台首先根据工作当量分配绩效资金,然后再通过绩效评价系统进行考核,最后根据 360 视图进行监管,找出基层分院的薄弱点精准进行提升,形成一套完整的闭环绩效管理。

(三)"软硬件"一体化提升竞争力

投入 1 452.1 万元建设区域医共体信息平台,实现医共体绩效系统与区域卫生信息平台(HIS)有效衔接,深度采集基层医疗卫生服务数据,实时直观了解基层卫生院医疗总收入、门急诊人次、住院人次等指标,实现医共体资源调配、业务经营、质量评价、财务分析、效率监测等数字化管理,推动县域卫生治理从粗放行政化管理向精细化服务转变。针对"门诊专家少、基层需求大"的矛盾问题,致力打造"基层检查、县级诊断"的"智疗"模式,并通过大数据分析,求出"专家轮诊基层院所"的"最优解",共设立全 - 专联合门诊 44 个、县乡联合病房 5 个、基层特色科室 14 个,2021 年 1—9 月,县域医疗共享中心的检查报告数同比提升 86.6%、创历史新高,医共体的作用和成效更加凸显。

第五部分

信息化建设

5G 赋能智慧医疗　让群众看病省心省力

山西省晋城市高平市

　　作为山西省首批医改试点市和山西省县乡医疗卫生机构一体化改革发源地,山西省晋城市高平市按照"城乡一体、三医联动"的改革思路,组建以市人民医院为核心,16 个乡镇卫生院为基础的市医疗集团,创新应用 5G 技术,打造医改新引擎,推动优质医疗卫生服务下沉基层,让群众在家门口就能享受到高效优质医疗卫生服务,全力打通服务群众就医"最后一公里"。2018 年以高平市"六统一"模式为蓝本的山西医改经验入选全国十大医改举措。2019 年,高平市人民医院顺利通过国家电子病历四级评审。2021 年 2 月,高平市医疗集团荣获国家卫生健康委首批 5G 医疗卫生标准行业应用优秀案例甲级示范单位。

一、主要做法

(一)推进城乡医疗卫生机构"上联下通"

　　高平市是全省首家将健康信息化平台接入省医改监测平台的县级市。搭建上联北京等大医院,下联乡镇卫生院的市医疗集团远程会诊平台,建立医疗集团分级诊疗、临床检验、消毒供应、远程会诊、心电诊断、影像诊断、健康管理等中心资源共享平台,实现城乡医疗卫生机构上下贯通、优质资源共享、业务高效协同。患者在乡镇卫生院就诊可申请远程诊,30 分钟内可完成各类医学影像和心电图的上传、诊断和收发报告,诊断后付费即可到乡镇卫生院药房拿药或配送到家,实现在家门口方便就医,暖心更放心。

（二）创新在线医疗卫生服务新模式

一是办理电子就诊卡,实现一站式就医。高平市率先在全省开展"电子就诊卡"业务,群众在乡镇卫生院就诊时,只需通过手机扫描二维码或使用多功能自助一体化机就可免费办理电子就诊卡,实现一站式就医。**二是应用人工辅助决策系统,提升基层医疗卫生服务水平。**引入人工智能辅助诊断系统,为 16 个乡镇卫生院配备"智医助理",系统根据主诉现病史内容进行大数据匹配,推荐最有可能的诊断,并对危重症病情给予转诊提示,从而提升乡镇卫生院的诊疗水平。**三是以健康管理平台为抓手,用活健康档案。**上线"互联网＋健康管理"平台,为乡镇卫生院和村卫生室配备公共卫生智能信息采集系统、智能随访包等,真正让健康档案"活起来"。**四是开展网上签约服务,让服务更便捷。**开展网上签约服务,群众可在线享受健康咨询、预约转诊、慢性病随访、健康管理、延伸处方等,实现家庭医生线上线下无缝衔接。**五是建立慢性病管理平台,线上健康管理得实现。**打造"互联网＋慢病管理"平台,实现内部电子病历统一共享,医生可在手机上实时监测患者血压、血糖,对其进行线上健康管理。全市慢性病健康平台建立档案 41 万余份,通过筛查标记"五病"(高血压、糖尿病、脑卒中、冠心病、慢性阻塞性肺疾病)患者 64 451 例,全部完成分组标识。

（三）构建全方位医疗信息监管体系

建设"互联网＋综合监管"平台,对全市医疗、公共卫生和医改综合监管信息实时统计、监测和分析,实现医疗集团对乡镇卫生院内部医疗行为从事前提醒、事中控制到事后追溯的实时监控,以及卫生健康管理部门对医疗卫生机构基本医疗、药品耗材、公共卫生服务等线上综合监管和动态考核评价,进一步规范全市医疗卫生服务行为。

（四）开展"5G+智慧医疗"服务实践

围绕"以患者为中心"的服务理念,开展"5G+智慧医疗"建设,在市人民医院上线 5G+VR 探视技术、5G 远程超声、5G 应急救援、5G+远程手术示教、5G 三维立体重建技术、5G 智慧病房等智慧应用;在乡镇卫生院率先开展"5G 远程超声"示范,全面推动资源下沉、分级诊疗、优质资源共享三方面深度融合,实现医疗卫生服务能力、基层诊疗量和县域内就诊率持续提升。

二、取得成效

通过 5G 赋能,实现"小病在基层、大病进医院、康复回基层"的目标,呈现出"县强、乡活、村稳"的良好态势,群众看病方便了,患者花钱少了,群众健康有了"守门人"。

（一）实现"五升"

一是 2020 年基层医疗卫生机构诊疗人次较 2016 年提升了 21.4%,基层诊疗量占比由 2016 年的 48.9% 提升至 2020 年的 56.7%;二是医疗集团下转乡镇卫生院患者数量较以前明显增加;三是城乡居民医保补偿比例由 2016 年的 65.0% 提升至 2020 年的 80.0%;四是居民健康素养水平稳步提升;五是重点人群家庭医生服务率提升至 95.0% 以上。

（二）实现"三降"

一是乡镇卫生院分院患者自付费用占比降至 20% 以内;二是县域患者外转率由 2016 年的 33.0% 下降至 2020 年的 18.0%;三是慢性疾病得到控制,患病率呈下降趋势。2020 年,全市高血压规范管理44 059 人,规范管理率 92.78%;糖尿病规范管理 7 263 人,规范管理率89.92%。

（三）百姓群众就医获得感得到提升

高标准建设覆盖城乡医疗卫生机构的"医疗集团一体化"信息平台，打造"高效协同"的5G智慧医疗系统，让医疗管理数据化、智慧化，医疗卫生服务可视化、多元化，不断增强广大群众的获得感、幸福感。

同质化　特色化　信息化
推动紧密型县域医共体建设

吉林省延边朝鲜族自治州安图县

2019年,吉林省延边朝鲜族自治州安图县启动紧密型县域医共体建设试点,坚持从实际出发,以安图县人民医院为牵头单位,联合10家乡镇卫生院,组建医共体,依托医共体信息化服务平台,全面提升基层医疗卫生服务能力,激发基层卫生健康事业内生动力。

一、组建资源共享中心,落实同质化管理

以牵头医院为主导打造十三大资源共享中心,包括医教管理中心、医疗质量管理中心、护理管理中心、药事管理中心、医院感染管理中心、医保管理中心、行政管理中心、后勤保障中心、设备与物资管理中心、财务核算中心、信息服务中心、人力资源管理中心、公共卫生管理中心,同时设立医共体办公室按照精简效能的原则,统筹协调十三大管理中心和各乡镇卫生院分院的工作,提高行政效率,降低运营成本,理顺医共体人事、财务、资产、质量等管理体系,科学界定医共体内部管理职能,实行规章制度、技术规范、质量管理、信息系统、采购配送、后勤服务等同质化管理,实现医共体建设责任共同、管理共同、服务共同、利益共同,真正做到垂直化、扁平化管理。

二、循序渐进,加强特色化分院建设

根据 10 所乡镇卫生院分院日常医疗业务特点,以各单位地理位置、人员数量、床位设置、技术人员职称分配、设备及群众认可度为依据,建设专科性、功能性特色的基层医疗卫生机构。首批确定 2 家特色分院开展"一院一品",以亮兵镇卫生院中医人员、中医诊疗、中医诊疗设备、中医康复治疗工作为基础组建中医特色科室;加强松江镇中心卫生院消化内镜诊疗特色分院建设,为其投资 60 多万元购置相关内镜设备和洗消设备,并对其进行技术指导,通过技术下乡、人员培训、远程会诊等形式,规范化内镜中心建设。已经开展无痛胃镜检查 100 余例。

三、信息化赋能,助力县域服务能力提升

(一) 打造县域医共体信息化服务平台

安图县完成县域远程医疗服务平台的建设,指导县域内 10 家乡镇卫生院建立了规范化的远程会诊室,接入百兆光纤专线,保证会诊服务的通讯质量;为县域内 10 家乡镇卫生院分院安装 HIS、LIS、放射学信息系统(radiology information system, RIS)、PACS、电子病历软件,实现了县域内医疗机构信息互联、互通、共享。通过医共体建立的远程医学影像、远程心电和远程医学检验等"三大中心",开展远程会诊、远程门诊(协同门诊)、远程查房、远程继续教育、远程视频会议、双向转诊、预约诊疗、院前急救和慢病管理九大协同服务。

(二) 依托远程信息化,提升基层疾病诊疗能力

通过宁波东西部扶贫协作,在地处偏远的 6 家分院创新推出了操作简单,投入使用的可移动式远程门诊、远程查房一体机和胶片数字化仪,让远程门诊、远程查房可以随时随地进行。同时在 10 家分院陆续

投入远程心电采集车,21个贫困村卫生室投入数字心电采集仪,通过医共体总院远程心电会诊中心和远程影像中心,构建了"宁波市第二医院 / 奉化区人民医院医共体—安图县人民医院医共体—各基层分院—村卫生室"的"四级远程诊断体系"。截至2021年底,与宁波完成远程会诊306例、远程心电会诊14例、远程影像会诊492例、远程超声会诊12例;与医共体内各乡镇卫生院分院进行远程会诊167人次、远程心电会诊1440人次、远程影像会诊32人次、远程业务培训145次,解决了基层医疗卫生机构服务能力不足问题,助力家庭医生签约服务,提高了基层医疗卫生服务质量,让签约患者在基层能够享受到更多的医疗卫生服务,提高百姓就医获得感;同时通过培训,加强乡镇卫生院医生梯队建设。

(三)推进"互联网＋便民医疗服务"

在服务平台上开发植入慢性病健康管理系统,利用智能可穿戴设备,采集并监测县域医共体内糖尿病、高血压患者和居民的健康数字信息,汇总至慢性病管理中心,基本实现村、医共体分院、医共体总院三级慢性病管理,将医共体总院医疗服务资源有效投射至各乡镇卫生院分院,使百姓能够随时随地得到个性化的医疗卫生服务,真正打通了电子健康档案应用临床的"任督"二脉。总医院已在全院及全县10个乡镇卫生院、40个贫困村、三家社区日间照料中心、三所养老院投入可穿戴血压、血糖检测设备共计160套。截至2021年底,共监测血压、血糖3万余人次,改善了就医体验。在县医院大厅设置绿色服务通道,对于上转病患,予以"三优一免服务",即优先检查、优先治疗、优先住院、免挂号费。

(四)打造"互联网＋急救"县域医疗急救体系

依托于医共体信息服务平台,建设了以安图县人民医院为核心、各乡镇卫生院急救分站为枢纽、村卫生室为基础的纵向连通、横向覆盖急救服务网络体系,通过"互联网＋急救"的运用,实现了120调度指挥中心、患者、医院、救护车为一体的急救信息无缝对接。医共体总医院免费为县域内 9 家乡镇卫生院救护车统一安装了车载远程音视频和定位设备,实现了对 120 车辆的实时动态管理、实时音视频通话,县医院专家可以通过互联网远程指挥抢救,切实提高抢救患者的成功率。截至 2021 年底,已经完成 536 车次急诊急救患者指挥调度及转运工作。

打造数字急救"新速度"
绘就共同富裕"新蓝图"

浙江省金华市磐安县

浙江省金华市磐安县委、县政府始终把人民群众的生命安全和健康保障放在首要位置,全力打造县域医疗高地,不断提升医疗卫生服务水平。在推进"医共体"建设和"数字化"改革的背景下,积极探索"医共体 + 数字 120"急救体系建设,为数字化医疗建设提供磐安经验和磐安样板。

一、地域凸显"急救难题",主动担责勇创新

磐安县地处浙江中部,素有"浙中大花园,醉美氧吧城"之称,因独特的自然风光而闻名于世,每年都会吸引全国各地的 1 500 万左右游客前来游玩。从最远的山区卫生院到县医院,单程就要 2 个多小时,个别卫生院基础条件有限。山区急救凸显出患者送不来、送来救不快、救治不规范等问题,村民的生命得不到及时救治,游客的安全得不到有效保障,旅游的持续发展得不到保证。提升医疗急救能力成为山城最需要、最迫切、最实在的医疗需求。磐安县委、县政府全盘统筹、因地制宜、创新方式实施急救数字化改革,实现县域医疗急救快速化。

二、全力打造"数字急救",厚植情怀只为民

2021 年 4 月 23 日,磐安县"医共体 + 数字 120"项目成功入选浙江

省发展和改革委员会公布数字社会第二轮"揭榜挂帅"中榜名单。项目中榜后,磐安县委、县政府高度重视,迅速成立了由县委副书记任组长的专班领导小组。项目专班以需求分析为基础,以"多跨"协同为关键,以制度重塑为根本,梳理形成了"数字 120"平台。该平台由县卫生健康局主管,以县域医共体为核心,整合了交管部门、志愿者协会和应急管理局等资源,实现了资源统筹利用。

(一)谋划在前,率先建设特色急救体系

一直以来,磐安县始终以群众医疗需求为重点,不断提升县域急救能力,早在 2019 年 7 月就启动县域急救体系建设和能力提升工程,形成了"急救前移再前移""县乡村一体化运作""五环理论"(现场急救、院前急救、院内急救、重症监护、大后方保障)等一系列创新性成果。

(二)系统规划,"数字急救"打造山区模板

磐安县深刻认识到"医共体 + 数字 120"项目将为山区老百姓实现共同富裕开创新途径,项目专班全方位、多层次开展需求调研,与上级相关部门进行方案论证,征求意见、建议。多次召开"医共体 + 数字120"项目研讨会,将调查结果整合梳理后,系统规划"数字急救",努力夯实健康基石,扎实推进项目系统建设。

(三)积极推进,"多跨模式"协同部门共享

立足于"急救"这一山区老百姓生命攸关的服务,"数字 120"更加快捷、有效而紧密地维系了老百姓的生命健康,这是典型的"务实"之举。"数字 120"使患者在最短的时间里获得救治,以全局观念和系统思维,通过跨行业、跨领域、跨部门、跨单一需求,在更大场景中分析、判断、决策,进而推进数字化改革系统化、集约化。其表现在报警一键达、警医联动、绿波带畅行、单兵远程救等。数字信息不仅让急救指挥中心和相关方体验到跨部门、远距离的信息共享和协同指挥,同时,报警求救群众可以直接共享急救进程的信息,在提升服务能力的同时,感受到数字化服务的良好体验。诸多的应用场景设计及实现,为县域内"数字

磐安"建设提供创新的路径和实践。

（四）聚焦重点，"应用场景"规划迭代升级

数字化建设是个系统工程，聚焦重点"应用场景"将会诞生系列改革成果。磐安县在"医共体＋数字120"项目建设中，坚持整体设计和循序渐进相结合，让各项投入的增量效应迭代升级。**一是**引进新的省急救平台，替代原来的县120中心。**二是**在县委、县政府直接指挥下，合纵连横，实现跨多部门的数字共建机制，适应云平台功能的需要。**三是**通过救护车辆信息化改造，实现了5G实时监控以及与现场远程会诊。**四是**创新各种应用场景，让云服务落地，让群众看得见摸得着。**五是**出台云服务配套的实体性制度规则、权限设定和操作手册，在未来，让新的云理念创造更多更实惠的云应用。

（五）配齐设施，"数字设备"延伸急救范围

在"云急救"平台基础上，医共体内各救护车已安装可视对讲系统。磐安县山多景美，每年有很多驴友慕名而来，因对高山峡谷的复杂环境估计不足，经常有驴友受伤求救。救援队员携带"单兵急救设备"到达现场后，通过该设备开展受困人员初步医疗急救，设备自带心电监护、自动体外除颤器（AED）、血压计、B超、血氧饱和度监护仪等，可通过背包自带的4G、5G通讯模块，将音视频连接、生命体征数据、现场实景传送到县人民医院急救中心，便于医院创伤团队对现场进行研判指导救援。

三、融入实践"成效明显"，共同富裕"急救先行"

磐安"医共体＋数字120"急救体系已基本实现了"报警一键达、单兵远程急救、110平台警医联动、交警协同绿波带畅行、高速交警协同、村村救、急救志愿者、全域抢救室互联、5G急救车联网、上级医院互联"等十个应用场景。120指挥平台已与"浙里办""浙政钉"完成集成对接。通过"医共体＋数字120"项目建设，融入实践"成效明显"。**一是节省**

时间,救援更迅速。项目实施前后平均摘机时间从 5 秒缩短到 3 秒,平均派车时间从 46 秒缩短到 37 秒,平均出车时间从 86 秒缩短到 75 秒。**二是群众急救意识逐步提升。**老百姓应用急救 120 报警电话呼入量从日均 10 次提高到 12 次。**三是"医共体 + 数字 120"与"三大中心"联动更有效。**在数字化支撑下环环相扣,有效提升了急救效率和成功率。创伤中心损伤严重度(ISS)评分大于等于 16 分的患者,救治成功率从 96.0% 提高到 98.0%;卒中中心急性脑卒中患者进入医院到开始静脉溶栓时间(DNT)从平均 53.8 分钟下降到 45.7 分钟;胸痛中心患者入院到球囊扩张时间(D2B)从平均 72 分钟下降到 63 分钟。

在磐安县委、县政府的领导下,在卫生健康部门的努力下,经过县域医共体内所有医护人员的辛勤付出,患者送不来、送来救不快、救治不规范等老旧问题被一一克服,正逐步实现县域急救全覆盖、专业医疗精准化、救治体系流程化、全民健康一体化。

推进医共体信息化建设
提升群众健康获得感

河南省南阳市新野县

河南省南阳市新野县坚持以信息化平台建设为引擎,驱动医共体建设,实现了医疗资源的互联互通,让老百姓在医共体信息化发展中有了更多获得感、幸福感。2021 年,新野县县域内就诊率 97.61%,实现了"大病不出县"的分级诊疗目标,紧密型县域医共体建设成为全省示范,多次受到中共河南省委全面深化改革委员会、河南省卫生健康委通报表扬。

一、高位推进,建强体系

通过认真履行医共体信息化建设主体责任,为圆满完成任务提供有力制度保障。**一是精心组织布局**。县委、县政府成立由县委领导牵头的医共体信息化建设工作专班,承担医共体建设中信息化工作的综合协调,召开专题会议 6 次,出台《新野县紧密型医共体建设实施方案》《新野县紧密型医共体信息化建设方案》等框架性文件,不断加快推进医共体信息化平台建设进度。**二是搭建改革架构**。新野县投资 6 500余万元建设医疗卫生机构信息化平台,建成心电、影像、会诊、病理、检验、供应等六大远程中心,为全县 13 家乡镇卫生院和 2 家社区卫生服务中心配备远程会诊、云心电等设备,完成 HIS、PACS、LIS 升级改造和专网连接,实现了"基层检查、上级诊断、报告共享"。县域医共体总医院上可与河南省远程医学中心、郑州大学第一附属医院、河南省人民医院联网,实现远程会诊联动;下可为各乡镇卫生院、村卫生室提供远程会诊服务,构建了上联省市、下联乡村的五级远程诊疗服务体系。**三是督导问效推进**。将信息化建设纳入全县医共体建设绩效考核范围,实施动态监测、每月通报、及时督办,对工作推进不力的通报批评。县域医共体信息化建设专班跑遍全县所有乡村医疗卫生机构,了解信息化建设工作进展情况,及时解决存在问题。

二、信息共享,服务协同

通过信息化平台医疗卫生信息高度集中和共享,实现紧密型县域医共体医疗卫生服务和公共卫生服务协同。**一是救治急症疾病**。通过远程会诊,让患者足不出户,就能享受到省市县专家的医疗诊断。帮助群众解决看病难的问题,让信息多跑路、群众少跑腿,切实为群众办实事、办好事。特别是村级卫生室使用云心电设备,为群众诊治胸痛、头晕等突发疾病,确保在最短时间内给出准确诊断、危险评估和及时正确的治疗,全力提高急性心肌梗死、急性脑血管意外、急性创伤等急危重症的救治率,达到挽救患者生命和改善预后的目的,实现了村级卫生所诊疗工作的历史性突破,成为村级医疗服务的重要里程碑。2021 年 10 月以来,县域医共体心电、影像会诊中心累计为 5 150 人次患者完成集中诊断,惠及广大基层群众。**二是服务医防融合**。组建县乡村三级家庭医生团队 127 个,将 20.55 万户 70.6 万人健康档案录入医共体信息化平台,医共体成员单位加强业务协同和数据共享,用信息化带动诊疗质量精准提升。乡镇卫生院运用体检机数据进行综合分析研判,针对性开展健康教育,落实一、二级预防。如果慢性病人群、脱贫群众某项体检数据超标超限,医生就会主动电话或上门为居民提供服务,将慢性病防控工作落实到基层。**三是推进分级诊疗**。县域医共体规范转诊工作流程,对基层医疗卫生机构患者 3 天没有好转的必须进行会诊,需要向上级医疗卫生机构转诊的,通过会诊系统、社交平台等多种渠道,及时介绍患者信息及转诊后病情追踪。家庭医生通过监测患者健康状态及时通过平台,对下转患者进行精准回访,使患者享受到更精确、更便捷、更连续的分级诊疗服务。**四是补齐人才短板。**远程会诊由县人民医院专家团队对基层影像、心电检查结果进行一对一解读,出具规范性报告,规范制订治疗、康复方案,解决了基层缺乏放射和影像医师难题,基层医疗卫生机构医疗卫生服务质量得到改善,受到基层医疗卫生机构的欢迎和好评。

三、分析研判,促进发展

通过医共体信息化平台大数据分析研判,支持医共体及卫生健康事业高质量发展。**一是明确帮扶思路。**根据 13 个乡镇卫生院的发展短板,医共体总医院组织 2~3 个科室帮带 1 个乡镇卫生院。向 13 个乡镇卫生院派驻业务院长和护理部主任 26 人,实施驻扎式帮扶,全方位提升基层管理、技术、质控、服务等能力,构建了"小病不出村,常见病不出乡,大病不出县,疑难危重病再转诊"就医新模式。**二是布局县域重点。**县域医共体总医院结合医疗需求和设施条件,高标准建成胸痛中心、卒中中心、创伤救治中心等八大诊疗中心,为打造县城医疗高地夯实基础。樊集乡、上庄乡、上港乡卫生院根据大数据研判,设立精神疾病服务中心,加强严重精神障碍患者管理服务,报告患病率、规范管理率、规律服药率、精神分裂症患者服药率全部达到标准。**三是助力医院发展。**县域医共体总医院先后建成以电子病历为核心,涵盖 HIS、电子病历(EMR)、临床路径、PACS、LIS、临床辅助诊断决策支持系统(clinical decision support system,CDSS)、健康体检管理、传染病上报、不良事件上报、输血管理、血液透析等 22 个一体化信息系统,实现了全院系统互联互通、资源共享,中心机房服务器实现超融合管理,完成电子病历应用水平 4 级评审认证,高标准建立防火墙,信息安全等级保护达到二级,有效改善了医疗服务质量。县域医共体 15 个一级医疗卫生机构通过定期数据分析,为医院明确发展方向、实施成本控制、减轻群众负担提供了有力的依据。

创新智慧健康服务
推动医共体数字化能力提升

四川省成都市新津区

四川省成都市新津区坚持以居民健康为中心，借助区域信息化优势，通过数字赋能打造智慧化医疗卫生服务模式，"让患者少跑路、让信息多跑路"，努力为群众提供更加优质、高效、经济的整合型医疗卫生服务。经过几年探索，县域住院人次占比、县域就诊率、基层医疗卫生机构门急诊人次占比、医保基金县域支出率均逐年增加。

一、创新体制机制，搭建医共体智慧服务运维

（一）打造"整合式"智慧服务体系

积极探索"1+2+13+N"智慧健康服务体系，依托信息化资源建立全区统一、互联互通的智慧健康服务网络，以 2 家牵头医院为本底打造 2 个区域智慧健康服务龙头，分别建立 13 个智慧健康服务分中心和 N 个乡村智慧服务末梢，打破区镇（街）村（社区）三级医疗卫生机构管理、服务、责任、利益信息壁垒，构建目标明确、权责清晰、分工协作、有效运行的整合型医疗卫生服务体系。

（二）搭建"模块化"诊疗管理体系

针对基层医疗卫生机构医疗人才匮乏、服务能力不足的问题，利用医共体牵头医院的医疗资源优势，通过医共体信息系统建设，构建 6 个

资源共享中心模块(影像诊断中心、心电诊断中心、5G 彩超集中诊断中心、医疗质量控制中心、消毒供应中心、医学检验中心)和 5 个业务协作系统模块(多学科会诊系统、处方点评系统、病历质控系统、远程视频教学系统和医共体中医智能系统),全面提升基层医疗卫生机构医疗卫生服务能力,实现医疗同质化管理。

(三)健全"全周期"健康管理机制

对糖尿病、高血压实施红黄绿三色管理,根据血压、血糖控制情况,效果良好的绿色患者,由基层医疗卫生机构家庭医生持续跟踪管理;控制较差的黄色患者通过"全科 + 专科"联合门诊或 MDT 远程会诊系统,接受专科医生指导用药和调整治疗方案;指标依然控制不好的红色患者,利用双向转诊系统上转至牵头医院进行治疗管理,好转后下转至基层医疗卫生机构,由家庭医生团队进行管理。将门特认定资质下放基层医疗卫生机构,慢性病患者在基层医疗卫生机构即可进行检查、病种认定和治疗,提升基层医疗卫生机构医疗卫生服务能力和群众就医体验感。

二、坚持需求导向,重塑医共体智慧服务场景

(一)打造"数字智能"防疫场景

建成城市核酸检测基地,联通省大规模核酸采样系统,实现数据实时上传共享。配备健康码通行终端,2~3 秒内实现身份证、健康码验证,后台数据实时统计上报省大数据中心,提高工作效率。自主开发用于境外人员的"基层医疗卫生信息系统",通过二维码扫描即可完成流调和个人信息填报,确保信息、工作有序衔接。牵头医院配备远程遥控消毒机器人,充分利用云端手段开展培训考核,建立医院运营管理系统(HRP)实时监管物资供应,确保满足 30 天满负荷运转需求。

(二)迭代"预防为主"健康场景

牵头医院带头推动"以治病为主"向"以预防为主"转变,充分利用

5G、人工智能等健全健康预防服务模式。通过智慧手段开展中医健康筛查、中医健康指导、中医健康产品推广,开展互联网医院建设、信息化健康管理、癌症早期筛查和基因检测等工作。

(三)植入"现代医院"治理场景

建立全区医共体信息平台,对成员单位业务收入、医疗质量、病种结构、药品、耗材使用和医疗费用等开展常态监管和动态分析,开展运行数据动态监测,为医共体规划建设、项目实施、财政投入、人事薪酬、考核监管等提供决策依据。

三、立足高质量发展,推动医共体智慧服务升级

(一)加快"医院管理"数字化

利用 5G 技术,探索实施智能导诊、AI 辅助诊疗、智慧院区管理、移动医护、应急救援、远程会诊、远程监护、远程超声、远程手术、远程质控和远程示教等功能。推动医共体经济运营一体化,建立医共体"牵头医院 + 成员单位"财务分析报告制度,定期运营分析,指导医共体各医疗卫生机构改善运营状况,推动其健康良性发展。

(二)加速"医疗技术"数字化

通过医共体远程诊断中心和检验中心,实现医共体内影像、心电、彩超、检验信息的互联互通;通过远程教学中心,开展教学、培训、操作。通过手术直播实现远程手术观摩学习。开发床旁交互系统,探索建立医共体联合病房,实行医保分段结算,实现医共体内一次入院一次出院,提升患者就医感受。

(三)加强"健康服务"数字化

建立公共卫生质量管理中心,将公共卫生工作统一管理,给家庭医生配置平板电脑,给慢性病患者配置可穿戴设备,开展实时远程信息传

输,传输真实数据。同时,利用慢性病系统对所有居民健康档案信息进行整合,实现医疗信息共享、双向转诊、远程会诊和远程查房,让健康数据实现记录一生、服务一生的目标。

第六部分

医防融合探索

高质量推进县域医共体建设
构建医防融合新机制

浙江省湖州市长兴县

近年来,浙江省湖州市长兴县坚持一张蓝图绘到底,学习借鉴三明医改经验,持续加大创新力度,以系统观念集成深化县域医共体建设,逐年列入全县重大改革项目,努力构建优质高效的整合型医疗卫生服务体系,即整合由县人民医院、县中医院牵头,与乡镇卫生院组建2个医共体集团,以"八统一、一融合"的运行机制,建立党建、人才、物资调配等九大管理中心。逐步形成了服务体系优质健全、智慧医疗迭代升级、健康绩效持续提升的县域医共体建设的"长兴模式"。

一、主要做法

(一)强化改革保障健全"一揽子"制度

一是长兴县坚持深化医改"一把手"负总责,整合部门力量,推动政策更加集成创新、协同高效。设立"以奖代投"的专项财政奖励基金,累计投入16.9亿元对医共体内县乡村三级医疗卫生机构进行新建、改建和标准化建设;建立基层财政补偿机制,确保每年投入增长不少于10%;设立每年1 400万元的基层医疗设施设备和信息化建设专项资金。**二是为加强人才保障,全力"聚智引才"**。将卫生健康人才引育纳入县人才新政,连续实施三轮三年人才引育行动,对高级人才引进最高补助可达182万元,"985""211""双一流"高校本科生及乡镇卫生院引进的中级以上职称人才最高补助 21.35 万元,每年设立 300 万专项资金,加强全科医生培养。**三是健全更加高效的"三医联动"机制。**长兴县构建医疗、医保、医药责任共同体,已实施了 4 轮、3 500 余项医疗服务项目价格调整,药品收入占比下降到 22.0%、医疗服务性收入占比提高到 36.0%。

(二)提升医疗水平,优化"一盘棋"布局

长兴县坚持医疗水平整县提升,充分释放医共体建设成效,推动医疗资源更加优质均衡、城乡贯通,实现从"县级强"到"县域强"的转变。**一是**医共体内以县、乡建"联合病房"、分院创"特色专科"等形式向下发力,促进健康服务关口前移。目前,医疗集团所有成员单位均已开设以"两慢病"(高血压、糖尿病,下同)、呼吸系统疾病等基层常见疾病为主的全专科联合门诊,常态化排班在分院月均超过 500 人次,切实提高了成员单位的慢性病综合防治能力和常见病、多发病的诊治能力。**二是**积极上联省市名院,建设高水平医联体,其中县人民医院纳入浙江大学医学院附属第二医院医疗集团,建立教授级专家工作站 18 个。全县已建成省县级龙头学科 8 个、市级以上重点学科 22 个,国家标准版胸痛中心、全市示范卒中中心、区域创伤中心等专病中心 10 个。

(三)促进全民健康,实行"一体化"服务

长兴县坚持全方位、全生命周期促进群众健康,推动服务更加连续连贯、关口前移。**一是大力推进医防融合,创新探索医共体模式下网格化健康管理新路径。**长兴县整合县域内公共卫生与医疗资源,疾病预防控制中心等机构以"两员一中心一团队"机制全面融入医共体,设立医防融合办公室,推行医疗、健康"双处方"制度,建立集预防、医疗、慢性病管理、康复于一体的服务链。通过打通县乡村三级整合型医疗卫生服务体系,建立科学有效的慢性病闭环管理体系,形成了基层首诊、双向转诊、上下联动、急慢分治的合理就医秩序。**二是数字化助力医防融合。**长兴县在全省率先探索慢性病大数据管理新路径,以"两慢病"为突破口,深化基层医疗数字化改革,充分利用大数据、人工智能、物联网、互联网等先进技术,开展慢性病"健康画像"网格化管理应用,逐步

健全医防融合的分级诊疗体系,走出了一条"两慢病"人群健康管理新路子。通过 8 万套可穿戴设备对全县在管的近 15 万"两慢病"人群进行健康状况连续监测。随着"健康画像"的应用推广,高血压和糖尿病患者规范管理率分别提高至 72.3% 和 72.2%。**三是智慧化为居民提供便利**。通过"云诊所""云药房",越来越多的农村百姓在家门口就能实现看病配药。在城市社区,借助"未来社区 + 数字化改革"建设,智慧化健康应用场景逐渐变成现实。在"齐北社区"APP 上,居民可以随时查阅自己的个体运动处方,并根据处方建议进行适宜的运动锻炼,运动处方将交互至社区全民健身中心、老年活动室等文体运动场馆,实现健康与文体的多跨融合。APP 还能为辖区内托育机构、幼儿园的儿童提供定期生长发育监测服务,对肥胖、消瘦、近视等进行早期预防干预。

二、取得成效

(一)县域内分级诊疗制度初步建立

2020 年,长兴县县域内就诊率提升到 90.25%,基层就诊比例提升到 70.0%;医保基金县域内支出率(不含药店)从 2018 年的 66.1% 提高到 2020 年的 71.1%。

(二)县域基层医疗卫生服务能力增强

所有乡镇卫生院都能开展一、二级及以上手术,2020 年手术量同比提高 30.0%;乡镇卫生院均完成等级卫生院创建、建成中医药综合服务区和达到国家"优质服务基层行"基本标准,其中 3 家达到推荐标准。

(三)患者满意度逐年提升

县级公立医院患者第三方测评群众满意度从 2012 年的 85.5% 提高到 2020 年的 93.0%,基本实现群众就近就医、便捷就医、有效就医、满意就医目标。

实施"1235"工程
打造紧密型县域医共体"金寨特色"

安徽省六安市金寨县

2019 年,安徽省六安市金寨县被确定为全国紧密型县域医共体改革试点县,以"1235"工程为抓手,扎实推进各项改革工作,推进县乡村一体化建设和发展,促进医疗资源持续下沉,县域医疗卫生服务能力快速提升,综合医改走上良性循环轨道。

一、主要做法

(一) 咬定"一个目标"

改革前,全县参保居民县域内住院人次占比仅为 68.32%,近 1/3 的患者外流。县内医疗卫生机构条件差,医疗卫生服务能力不足,存在群众"信任危机",大病小病第一选择是县级及以上医院,导致县级医院一床难求,基层医疗卫生机构门可罗雀、人浮于事,加重医保支出和群众负担,医保基金连年超支。改革后,金寨县紧紧围绕"90% 病人看病不出县"的医改目标,按照"强县域、活基层、补短板"的原则,设立 2 个医共体,调整和优化资源布局,全面改善就医环境,提升县域医疗卫生服务能力。

(二) 实施"两项改革"

一是党建引领改革。成立中共金寨县委卫生健康工作委员会,管理医疗、医保、医药部门党组织和党员,实现党建引领、三医联动。坚持业务工作部署到哪里,党建工作就延伸到哪里,充分发挥党建引领作用。实现抓党建促改革,推进紧密型县域医共体建设持续稳定发展。**二是县域卫生资源配置改革。**全县设立7个区域中心卫生院,加大房屋、设备、人才建设投入,派驻专家帮扶团队和服务基层团队,力争达到二级综合医院标准和国家优质服务基层行"推荐标准",一般乡镇卫生院主要以急诊急救和基本公共卫生服务为主,力争达到省级优质服务基层行"推荐标准"。

(三)压实"三方责任"

一是政府办医责任。成立县委书记、县长任组长的医改领导小组,常务副县长分管医药、医疗、医保,着力推进"三医联动"。县公立医院管理委员会代表政府履行办医职能,制定区域卫生规划和相关支持政策,落实政府投入责任,建立以公益性为导向的考核评价机制。**二是医管办指导责任。**设立县公立医院管理委员会办公室,负责综合医改和紧密型县域医共体建设工作。围绕紧密型县域医共体建设评判标准和监测指标体系,制定科学合理的考核指标,分层级进行考核激励,定期分析调度,充分发挥考核"指挥棒"和"助推器"作用。**三是牵头医院主体责任。**牵头医院对医共体成员单位实施行政、人员、财务、绩效考核、医疗业务、药械业务、医保基金和信息系统"八统一"管理,编制使用、人才招聘、人事任命、职称聘任权下放到牵头医院,赋予牵头医院内部绩效分配自主权,将医共体建设成效与院长年薪制、薪酬总量核定和财政投入挂钩,压实牵头医院主体责任。

(四)强化"五项措施"

一是强化财政投入,切实提升综合服务能力。以三级医院创建为目标,投入资金10.5亿元,建设县人民医院新区和县中医医院综合大楼,新建肿瘤放化疗中心。投入4.65亿元整体搬迁3所中心乡镇卫生院,扩建6所中心乡镇卫生院,新建221所标准化村卫生室,实现县乡医疗卫生机构标准化建设全覆盖。同时,制定"县招县管乡村用"的人才招聘机制,实施乡村医生免费培养制度,为在岗乡村医生购买养老保险,发放生活补助,解决基层招人难、留人难、培养更难的问题。**二是强化分级诊疗,切实推进逐级转诊制度。**推行"一个池子进水、一个龙头出水"的逐级转诊模式,压实县乡村三级医疗卫生机构的健康"守门"责任。村卫生室、社区卫生服务站接诊的患者,转入辖区内乡镇卫生院这个"池子"就医,对"50+N"病种患者应收尽收,实现"小病不出乡(镇)"。对不能收治的患者,及时转诊到县级医院,实行绿色通道,免挂号费,免救护车费,享受免费外请专家会诊、特殊病种专项补助、医疗救助比例提高等优惠政策,提高分级诊疗的可及性。对确需转外就医的,落实首诊负责制,主动联系上级医院专家,确保转外患者从县级医院这个"龙头"流出,引导群众有序就医。**三是强化对口帮扶,切实增强基层服务水平。**实施乡村医疗卫生服务能力提升"百千万"工程,实现"政策、资源、患者"三下沉。县级医院为每个区域中心卫生院选派 3~5 名业务能力强、工作责任心强、服务态度好的医护人员组成服务基层团队,到基层连续服务一年;开展乡村医生"万医轮训",对乡镇卫生院医生实行"推磨式进修",对村卫生室以中医药适宜技术推广应用为主,使每个村卫生室至少有 1 名合格乡村医生,具备 20 种常见疾病诊疗能力,开展 4 类以上中医药适宜技术服务,就近解决群众头痛脑热等常见疾病。**四是强化政策激励,切实保障医改良性循环。**将紧密型县域医共体医保包干基金结余的 60% 用于惠民,让群众享受医改红利。用于院外专家到县级医院开展手术、会诊补助,引导肿瘤、心脑血管等疾病患者留在县内诊疗,让他们足不出县享受到三甲医院的专家服务;给予县内治疗的恶性肿瘤患者医疗总费用 15% 的专项补助,给予尿毒症透析患者定额补助,引导就近治疗,减少远距离奔波,降低此类特殊困难群众的负担,实现医改惠民,形成"群众相信医改""群众支持医改"的局面。**五是强化医防融合,切实提升健康素养水平。**实行全民免费健康体检,做到"未病先防、早诊早治"。建成全民健康信息平台,将居民健康档案电子化,为群众提供全生命周期的信息服务。把群众健康素养水平、参保居民发病率、"两病"(高血压、糖尿病)住院率、基层诊疗量占比和门诊慢性病费用增长比例纳入国家基本公共卫生服务项目评估,变"注重过程"为"过程和效果并重"。设立"两病"门诊,将全县 7.41 万名高血压患者、2.06 万名糖尿病患者纳入门诊管理,家庭医生定期上门巡诊、指导用药,引导参保居民养成有序就医、履约转诊的习惯,做到"未病早防治、小病就近看、大病专家看、慢病常管理、转诊帮对接"。

二、取得成效

(一)县域服务能力大幅提升

一是基层服务能力得到提升,医务人员积极性得到有效调动。 乡镇卫生院开展诊疗科目由 2019 年的 50 项增长为 2021 年的 92 项,救治病种由 2019 年的 89 种增加到 2021 年的 235 种,基层医务人员年收入由改革前的 6.8 万元提高到改革后的 11.2 万元,工作积极性大大增强。**二是县级医疗卫生服务能力得到提升,县域医疗资源充分利用。** 在提升基层服务能力的同时,金寨县着重打造县级医院重点学科,通过"引进来、走出去",外请专家来县会诊,借助中日友好医院对口帮扶等契机,新建临床专科 9 个,开展新技术、新项目 101 项,提高县级医院的资源利用率,提高大病诊疗水平和能力。2020 年,县人民医院、县中医医院全部通过三级医院设置审批。

(二)有序就医秩序初步建立

改革前,一般乡镇卫生院基本不看病,中心乡镇卫生院也很少看病,均以公共卫生服务为主,职工收入低、工作不在状态,基层医疗卫生服务能力不断弱化。县域医共体建设引导患者进行合理分流、科学施治,改变群众不管大病小病都到县级以上医疗卫生机构就医的习惯,县级医院将"资源、患者"下沉,将适宜下转的患者全部下转,下转人次增长 2 倍以上,形成了"基层首诊、分级诊疗、双向转诊"的有序就医格局。2019—2021 年,县域内就诊(住院)率由 68.32% 提高到 82.9%,县域内医保资金支出占比由 44.8% 提高到 68.2%,县级医院三、四级手术占比由 29.7% 提高到 57.34%；基层医疗卫生机构诊疗量占比由 42.38% 提高到 69.82%，乡镇卫生院出院人次占比由 10.43% 提高到 24.59%；基层医保基金支出占比由 5.9% 增长到 11.2%。

四级联动 三级预防
依托县域医共体做实慢病医防融合

广东省茂名市化州市

近年来,广东省茂名市化州市切实借助广东省医疗卫生人才"组团式"帮扶的契机,借助南方医科大学南方医院、中山大学附属第六医院等省级医院的力量,内强素质,全面提升县域医共体牵头医院综合服务能力。同时,大力推进县域医共体建设,构建"以人民主动健康为目标"的省县镇村四级联动分级诊疗模式,尤其在全面开展省级医院指导下的高血压、糖尿病、肝炎、肿瘤等三级预防工作中探索了先行先试的模式,依托县域医共体做实慢病医防融合。

一、主要做法

(一)整合资源,提升服务能力

一是做强县域"龙头"。化州市始终把"培养本土人才、提升造血能力"作为医疗发展首要任务。结合化州外流最多的疾病谱主要为心脑血管、呼吸、肿瘤等疾病的问题,以组团式帮扶为抓手,通过南方医科大学南方医院等省级医院重点扶持,加强人才培养和重点专科建设,提升县级医疗卫生机构服务能力。二是优化医疗资源。化州市组建以市人民医院、市中医院、市妇幼保健院、18家乡镇卫生院、6家社区卫生服务中心、334个村卫生站为一体的县域医共体,整合县域医疗资源,推进县域医共体行政、人员、质量、药械、信息等"六统一"建设,成立慢病管理中心、胸痛中心、创伤救治中心、卒中中心等 9 个中心。总医院与各基层分院共同构成县域创伤救治中心网络,建立集预警网络、分检、转运、救治、康复、随访为一体的县域三级创伤救治一体化健康管理体系,实现资源共享、优势互补、共同发展、整体提升。**三是下沉资源,提升基层医疗卫生服务能力。**化州市医共体选派县级医院 72 名医护业务骨干"组团式"帮扶 24 个基层分院,分别建成"四个一"工作体系(即一个专家工作室、一个特色门诊、一个联合病房、一个业务培训体系)。同时以县域医共体总医院互联网医院为基础,建成了覆盖全市的 5G 云平台,实现远程会诊、培训、会议。通过带教、查房、培训等"传帮带"方式,实现基层从依靠"输血"向自身"造血"转变,培元固本,提升基层医疗卫生机构医疗卫生服务能力。

(二)四级联动,构建闭环管理

一是联动下的防治管体系建设。主要依托南方医科大学南方医院等省级医院的专家团队制定筛查、治疗、随访的方案,通过数字化模型工具辅助便携式远程诊疗系统,在医共体内全面实施从人群高危因素的筛查后健康管理,以及对高危人群的高血压、糖尿病、肝炎、肿瘤早筛早干预,省级专家通过 MDT 远程会诊系统制定个体化治疗方案,出院后康复居家等全流程跟踪随访。实现高血压、糖尿病、肝炎、肿瘤患者在县域内的防治管体系建设,且可享受省级医院治疗同质化方案。**二是分工明确的闭环管理。**省级医院主要负责方案制定、远程 MDT 会诊、技术下沉、医疗服务质控、随访方案制定及调整等工作;县级总医院主要负责高危患者的随访干预、确诊患者救治、手术实施、随访质控等基本医疗工作;乡镇级医疗卫生机构注重健康管理、筛查工作、随访管理、康复理疗等工作;村卫生站做好公共卫生、家庭医生、随访跟踪以及健康宣教等工作。通过信息化手段和远程诊疗系统全面将四级医疗卫生机构联动在一起,构建县域医共体县镇村闭环管理体系。

(三)三级预防,创新医防协同

化州市坚持以人民健康为中心、预防为主的原则,创新建立县域医共体高血压、糖尿病、肝炎、肿瘤医防协同体系。**一是实施一级预防。**通过全民筛查,确定患高血压、糖尿病、肝炎、肿瘤的高危人群,通过专家背书制定方案,在数字化工作的帮助下,由卫生院、村卫生站对患者进行健康管理和健康宣教。主要激励方式有"健康银行""健康分"等。**二是实施二级预防。**在高危患者的管理中,使用数字化工具,对目标人群实行个体化体检方案,确保高血压、糖尿病、肝炎、肿瘤能够早期检出,同时,将确诊患者资料上传系统,省级专家 MDT 团队给出明确治疗方案后,由县域医共体总医院实施,如果需要手术协助,则由省级医院签约医生下沉完成。**三是实施三级预防。**患者治疗出院后,由省级医院专家制定随访方案,由县域医共体总医院做首次随访,在乡镇卫生院做居家随访和康复工作。化州市在四级联动分级诊疗模式下建立了肝癌、肺癌、胃癌、结直肠癌早筛管理路径,并已经开展了 10 万人的肝病筛查,乙肝患病率 13.8%,高危人群占比 16.0%,实现了数字化平台下的患者精准管理和随访。

(四) 信息赋能,助推体系发展

一是筛查工具的使用。如所使用的肝癌筛查模型由南方医科大学南方医院专家制定,镶嵌在体检系统中,通过对患者的抽血检测可自动识别其属于肝癌的发病的高危或中低危患者。**二是多种模式的 AI 诊断工具联合使用。**如肺结节、乳腺、眼底等多类智慧工具联动,赋能县域医共体医务人员诊断能力提升。**三是 5G 远程诊疗平台应用。**利用 5G 远程诊疗平台省级专家与医生、患者间建立实时协作通路,实现患者查体、检验、检查等全景还原,达到真实的"面对面"诊疗效果。**四是数字化一体平台建设。**通过连接县域医共体信息平台,实现县域内所有在库人群的体检和治疗信息在四级医疗卫生机构中互联互通,省级专家及县域医共体医务人员可以同步了解患者全生命周期所有数据信息,方便及时联动治疗。

(五) 多措并举,推进慢病管理医防融合

患者依从度和基层医疗卫生服务者的参与度决定了慢病医防融合

推进的广度与深度。**一是发挥党员先锋模范作用**。依托全县村医通网格划分的架构,把党员专家挂驻 334 个村卫生站,协同乡镇卫生院加入家庭医生签约的公共卫生团队,同时县级专家作为群主建立 334 个乡村医生健康群,已经推送了 2 400 多个健康防治知识链接,全面落实高血压、糖尿病、肝炎、肿瘤等疾病健康宣教,让全民更直观的了解高血压、糖尿病、肿瘤及肝炎的发病特点和预防手段,促进全民主动重视健康。各村卫生站放置项目宣传资料和风险筛查问卷,提升人民群众对于慢病防治管的知晓度和参与度。**二是打造健康管理团队**。通过对基层医务工作者筛查相关技术培训,数字化工具使用培训等方式打造一支基层医疗健康管理团队。同时在四级联动下,必要时通过省级专家会诊手术等方式,增强县域患者本地就医的信心。**三是创新支付体系建设**。将"健康银行""惠民保险"等多种支付方式应用于筛查体系建设中,全面提升患者主动预防、主动筛查的积极性。**四是改革绩效考核体系**。通过对目标人群的精准定位和管理,用绩效考核全面调动基层医生主观能动性与创造力。

二、取得成效

(一)县域医疗卫生服务能力得到提高

总医院市人民医院借助先进的医院管理经验和现代化医院管理制度,学科发展进入了快车道,实施新技术新项目 120 余项,占比由 13.4% 增加至 66.3%,出院患者三、四级手术量由 2017 年的 2 331 例增加至 2020 年的 12 710 例,占比从 23.5% 增加至 44.6%。

(二)县域外就诊患者不断回流

2020 年,化州市县域内基层门诊率 81.6%,连续 4 年超过 80.0%;县域内基层住院人次占比 47.6%,比 2019 年增长 1.2 个百分点;县域住院人次占比为 87.0%,比 2019 年增长 2.3 个百分点,比 2017 年增长 8.7 个百分点。2018—2020 年,基层分院床位使用率由 74.6% 上升到 79.5%。

常见病、多发病在县域内得到有效治疗,患者不断回流县域,实现"小病不出村、常见病不出镇、大病不出县"的就医格局。

(三) 群众就医负担明显减轻

化州市按病种分值付费的病种有 5 014 种,公立医院药占比控制在 24% 左右,门诊次均费用(39 元)、住院次均费用(4 200 元)均处于广东省医院次均门诊和住院费用的较低水平,让群众享受质优价惠的医疗卫生服务。

五"体"发力　连木成林

湖南省岳阳市平江县

2018 年湖南省岳阳市平江县开始探索医共体工作,2019 年被列为全国紧密型县域医共体建设试点县。平江县确定"一二三四"医共体建设总思路,即咬定分级诊疗制度落实落细一个目标,抓住医保总额预付、提升医疗卫生服务能力二个关键,注重县域就诊率、基层就诊率、患者满意度三个提升,突出高位推动、三医联动、医防融合、因地制宜四个坚持,以医共体建设为主要抓手推进县域综合医改,2018—2020 年连续三年获评湖南省人民政府综合医改真抓实干督查激励奖励。

一、主要做法

(一)一体同心,建立高位推动机制

一是党政重视。县委、县政府把医共体建设作为民生实事列入重要议事日程,县委常委会、县政府常务会多次研究部署,书记、县长定期调度。2021 年召开常委会 4 次、政府常务会 2 次、县长办公会 1 次、调度会 11 次,县人大、县政协安排专题调研 3 次。**二是组织给力。**成立了健康平江建设工作委员会,县委书记任主任、县长任常务副主任,分管副县长任执行副主任,总揽全县综合医改工作。健康平江建设工作委员会各成员单位共同研究、共同部署、共同实施,形成了党委统一领导、党政齐抓共管、上下一体同心的工作格局。**三是保障到位。**2020

年起,县财政每年支持平江县第一人民医院、中医医院、第二人民医院基础建设 3 000 万元,至 2025 年五年间共计 1.5 亿元。乡镇卫生院人员调整为财政全额预算,每年增加投入 2 000 余万元;2021 年起,县财政每年安排卫生人才引进补助专项 200 万元。以医共体建设为主要内容的综合医改纳入全县年度绩效考核范畴。2021 年,县委、县政府出台了《平江县进一步深化紧密型县域医共体建设改革试点工作十条措施(试行)》等多个纲领性文件,部门累计出台配套文件近 20 个。

(二)量体裁衣,探索不同紧密模式

根据牵头医院医疗能力、成员单位功能定位、区域患者就医习惯等个性因素,由第一人民医院牵手 1 家县级片区医院和 11 家乡镇卫生院,中医医院牵手 2 家专科医院和 10 家乡镇卫生院,第五人民医院牵手 3 家乡镇卫生院,组建平江县第一人民医院总医院、平江县中西医结合总医院、平江县第五人民医院总医院 3 个紧密型医共体。围绕医共休如何"紧密",如何整合资源强基层,平江县坚持量体裁衣,不搞"一刀切"。**一是同体紧密型**。平江县第五人民医院(即南江镇中心卫生院),离县城较远,其医疗业务、医疗能力在全县乡镇卫生院中比较突出,南江镇、上塔市镇、板江乡三个乡镇的老百姓一直以来都习惯到南江镇中心卫生院看病就医。该医共体实行"六统一"管理,即由牵头医院统一人事、财务、医疗、公共卫生、绩效考核、药械采购管理,牵头单位与成员单位融成了一家人。3 年来,2 家成员单位医疗运行成本对比改革前减少 36.0%,医疗业务增长 29.0%。**二是同胞紧密型**。第一人民医院是全县唯一一家三级医院,科室设置、专业分工较为精细,与一般乡镇卫生院很难"紧密"合作。该医共体牵头医院重点与中等医院(中心卫生院或片区医院)紧密合作,再由中等医院与周边一般卫生院实行人、财、物统一管理。3 年来,3 家片区医院医疗业务能力、职工待遇明显提升,其他一般乡镇卫生院治小病能力、基本公共卫生服务质量明显提升。**三是同盟紧密型**。中西医结合总医院为刚创建的二级医院,综合能力较弱,妇幼保健院、第四人民医院都是专科医院,该医共体 13 家单位建立同盟关系,在各单位中抽调临床、医技、公共卫生、管理方面的骨干人才组

成专家团队,定期到各单位进行业务指导、教学授课、送医义诊等工作。3 年来,总医院下派专家团队 53 次,帮扶成员单位新开科室 3 个。

(三)分体包干,构筑共同利益基础

将城乡居民医保基金纳入"一本总账"管理,对医保支付方式进行三个层面的创新实践。**一是医保局对医共体总额预付。**按照辖区参保人数、人均医保资金、近 3 年医保资金使用量等因素,由医保局向医共体总额预付、结余留用、合理超支分担,积极探索按病种付费,同时明确医共体成员单位(县乡村医疗卫生机构)"治病与防病、住院与门诊、县内上下转诊、县内与县外转诊"等医疗卫生服务责任分工,按分级诊疗、医防融合责任考核分值进行结算。**二是医共体对各医院总额控制。**3 个医共体分到医保"蛋糕"后,医共体总医院按照各成员单位参保人数、人均医保资金、近 3 年医保资金使用情况及能力建设、功能定位,对各院医保资金实行总额控制、超支不补、结余共享。**三是第一人民医院对县外就医大包干。**将整个县外就医按照近三年的平均水平整体打包给第一人民医院,充分调动第一人民医院加强专科建设、提升治大病能力、减少县外就医人次的积极性和帮扶乡镇卫生院减少常见病种向县级医院上转的自觉性。第一人民医院集中精力留住出县就医患者,乡镇卫生院全力以赴留住"头疼脑热"常见病患者。2020 年、2021 年都实现了医保结余,全部按照改革要求作为医院收入留给 3 个医共体使用。

(四)整体推进,落实分级诊疗制度

2019 年,平江县出台分级诊疗实施细则,推动分级诊疗制度落地。**一是广泛宣传。**每年初,各乡镇组织村干部与乡村医生,逐家逐户上门宣传分级诊疗制度的内容、流程及给老百姓带来的实惠,提高老百姓对分级诊疗制度的知晓率。**二是科学引导。**明确乡村医生为分级诊疗第一责任人,各乡镇、县级医院均设立了分级诊疗办公室,安排专人办理转诊手续。同时实行无纸化办公,在医保报销网络增设分级诊疗申请审批功能,让老百姓少跑腿、数据多跑路。**三是严格考核。**将分级诊疗

宣传引导工作纳入家庭医生团队服务、网格化管理考核内容。积极探索"X（基本诊疗病种）+N（能力提升自选诊疗病种）"分级诊疗考核机制，激发医疗卫生机构提升能力的内生动力，强化分级诊疗刚性责任约束。

（五）合体推进，做实糖尿病医防融合

尿毒症血液透析治疗是该县医保支付最多的单个病种，每年使用医保基金超过 1 亿元。糖尿病管理不到位导致肾衰竭是血透患者多发的重要原因。在中南大学湘雅二医院的帮扶下，由第一人民医院总医院成立糖尿病标准化防控中心，三个医共体同培训、同部署、同考核，合体推进，通过管理指南、人员考核、质量评价、监测评估、健康宣教"五统一"管理，促进预防与治疗有机结合，实现了糖尿病的早发现、早预警和早干预，初步形成了由县中心（第一人民医院）、基层医疗卫生机构（乡镇卫生院、村卫生室）共同构成的糖尿病防控体系，基本实现"全人群、全因素、全生命周期"的区域糖尿病标准化防控措施全覆盖。2021 年该县全面铺开国家糖尿病标准化防控中心（diabetes preventionand control center，DPCC）项目，是全国第一个实施糖尿病标准化防控的县。2021 年，该县糖尿病门诊接诊 21 767 人次，筛查 26 万余人次，血糖异常者 46 000 余人次，纳入管理 1 267 人次。与 2020 年相比，2021 年乡镇卫生院糖尿病平均门诊人次增长 3.5 倍，县级医院门诊接诊及收治住院的糖尿病患者明显减少。

二、取得成效

通过紧密型县域医共体建设，全县医疗卫生机构实现了连木成林、资源共享、优势互补的发展态势，优质医疗资源得到扩容和均衡布局，医疗卫生机构自我管理、自我提升积极性明显提高，老百姓"看病难、看病贵"问题得到缓解。

（一）合理就医秩序基本建立

过去患病就医选择靠亲友指引或直接到省市大医院，如今患病就

医首先想到向家庭医生咨询,家庭医生"导诊"率达到 60% 以上。2021年县域就诊率达到 90.1%,基层就诊率达到 66.0%,县域内住院量占比达到 83.5%。与 2018 年相比,2021 年县级医院住院减少 10 990 人次,其中基层医院住院增加 7 071 人次,住院总费用下降 0.3 亿元,医保报销基本持平;县外住院减少 3 050 人次,住院总费用下降 0.39 亿元,医保报销金额下降 0.22 亿元。

(二)县域医疗能力明显提升

第一人民医院成功创建三级医院,诊疗水平迈入全省先进行列。2020 年,全国三级医院绩效考核,第一人民医院排名 796 名,比 2019 年前进 151 名,全省县级综合医院排名第 4 名。县中医医院与湖南中医药大学第二附属医院合作开办中医肿瘤、中医骨伤等五个科室,已有两个科室正式运行。3 年来通过与省市三级医院建立医联体或合作合办等方式,县级医院新增诊疗技术项目 73 个,乡镇卫生院新增 58 个;县级医院三、四例手术例数年均增长 24.4%;基层门急诊和出院人次年均增长 26.7% 和 20.1%。

(三)人才队伍建设明显加强

通过紧密型县域医共体建设,全县医疗机构主动提升能力,3 年来共计引进省市三甲医院专家教授 228 人,每周至少有 10 名以上专家在平江县手术、坐诊、查房、带教,惠及 3.5 万百姓,减轻直接医疗负担 3 000余万元。3 年来,县级医院引进专技人员 557 人,其中副高及以上骨干人才 28 人;乡镇卫生院引进专业技术人员 190 人,其中中级及以上人才20 人。县级医院晋升副高职称 74 人,乡镇卫生院晋升副高 11 人。

第七部分

民营医院及中医联盟参与

民营医院参与
统筹推进紧密型医共体建设

河南省新乡市长垣市

　　2021 年,河南省新乡市长垣市认真贯彻落实习近平总书记关于卫生健康事业发展的新理念、新思想、新要求,医共体建设坚持公益导向,以医保资金总额预付为突破口,以医疗信息化建设为支撑,医共体内部实现"八个统一",服务指标"六增四降",卫生健康事业发展迸发出前所未有的巨大活力。

一、坚持公益导向,突破建设关键环节

　　长垣市紧密型县域医共体建设聚集改革的关键点和攻坚点,坚持公益导向,医疗体系重新构建。成立由长垣市人民医院牵头、中医医院、妇幼保健院、19 家乡镇街道卫生院(社区卫生服务中心)和 12 家民营医院为成员单位的长垣市医疗健康总医院。工作推进中强化党委政府主体责任和部门联动工作机制,每周召开一次由市委、市政府牵头,卫生健康、组织、机构编制、发展改革、财政等部门的医管委联席工作会议。充分发挥党委的领导核心作用,成立长垣市医疗健康总医院党委,实行党委领导下的院长负责制,坚持把党的建设与总医院的发展紧密结合。先后出台 30 余项配套文件保障紧密型医共体建设高质量推进,在编制管理、薪酬管理、乡村医生人事管理等方面都进行创新突破。**一是建立编制周转池制度。**市级医疗卫生机构和乡镇医疗卫生机构共 21 家单位空余编制纳入编制周转管理使用,最大限度发挥编制资源的效

用。**二是推动公立医院薪酬制度改革。**按照"两个允许"的要求,在现有水平基础上合理确定公立医院薪酬和绩效工资总量。**三是建立健全制度保障体系。**计划至 2022 年底,初步形成符合长垣实际的乡村医生"乡聘村用"制度和养老保障政策体系。

二、完善内部管理,"八个统一"统筹规划

长垣市医疗健康总医院站在全行业的高度抓好顶层设计,实施"八个统一"。**一是行政统一权责一致。**总医院成立"一办六部",自上而下统一对成员单位进行管理。**二是人员统一集中管理。**统一任命总医院中层干部、基层领导班子,成员单位间人员统筹调配,实现人员统一管理。**三是财务统一集中核算。**总医院设立统一账户,对成员单位统一管理、分户核算,实现财务统一。**四是绩效统一合理分配。**按照工作岗位风险程度、技术含量、服务数量等指标,按照一定比例设定医疗、医技、护理、行政、后勤分配绩效。**五是业务统一资源整合。**总医院制定帮扶计划,按照特色帮扶的目标对基层单位统筹建立专家带教指导和接受进修,统一中医药发展。**六是药械统一价格合理。**总医院药品、医用耗材统一目录、统一招标、统一采购、统一配送、统一结算。**七是信息统一互联互通。**建立全市信息平台,统一院务管理、诊疗、电子病历等信息,实现全市医共体内医疗机构信息数据互联互通。**八是质控统一,标准一致。**建立县乡两级质控体系,对市级医院与基层单位各统一一套标准。通过"八个统一",实现了资源合理配置,县域医院综合实力加强,基层服务能力提升。

三、资源融通共享,公立民营优势互补

长垣市最大的民营医院河南宏力医院是一家三级综合医院,在专科、技术、人才、管理、信息化等各方面都具备较强的优势,随着紧密型县域医共体建设的深入推进,业务指导型合作模式的建立,全市各级各类医院得到蓬勃发展。**一是平台技术共享。**宏力医院与总医院其他成

员单位共享自主研发的合理用药、医疗质控等应用管理平台,并在搭建5G+院前急救信息平台、信息化绩效考核、提升"五大中心"建设等方面做到技术交流互动。**二是规范县外转诊**。总医院成立上转专家库,河南宏力医院与长垣市人民医院、中医院共同组织专家进行会诊,规范上转流程。**三是启动业务帮扶**。河南宏力医院根据乡镇技术需求利用医院重点优势学科对17家卫生院进行帮扶。**四是盘活医保资金**。每月将医保资金总额预付给医共体,结余部分由县乡村医疗卫生机构按比例分配;患者就医时自由选择,医疗卫生机构良性竞争、主动控费;实施按病种付费,充分发挥医保资金使用效益;同时民营医院作为总医院成员单位,医保资金统一由总医院进行监管。通过医共体一体化管理,各成员单位业务上的优势互补,进一步激发出全市卫生健康行业前所未有的发展活力。

四、提升医疗能力,分级诊疗逐层落实

一是县级医院综合实力增强。与省市三级医院协作,建成县域妇科、骨科等9个省临床重点专科和胸痛、卒中等5个中心,降低县域外转诊率。市人民医院胸痛中心、创伤中心、卒中中心达到三级医院标准,被评为"全国300家县级医院综合服务能力达标医院"。河南宏力医院连续两年进入"最佳全国民营医院十强榜",中医医院被确定为"国家全面提升县级医院综合能力第二阶段500家县级中医医院"。**二是中医药发展能力全面提升**。打造了"市级医疗卫生机构有国医堂、乡镇(社区)医疗卫生机构有中医馆"的格局。**三是区域急救圈分区建立**。成功打造了"城市15分钟急救圈""乡村30分钟急救圈",并启动了胸痛中心、卒中中心等"五大中心"基层救治单元建设,把危重抢救业务延伸到了基层末梢。**四是"八大中心"建设提质升级**。成立远程会诊、远程心电、慢性病管理、远程影像、远程检验、消毒供应、远程病理、服务保障"八大中心",采用"互联网+"模式,构建省市乡村四级远程医疗卫生服务体系。通过推进紧密型医共体一体化管理,促进了优质资源下沉,提升了基层服务能力,县域就诊率达90.2%、基层门急诊人次占比65.3%,初步

构建了"小病不出乡、大病不出县、康复回基层"的合理就医秩序。

五、坚持统筹推进,服务指标"六增四降"

与上年同期相比,2021 年长垣市县域内住院人次占比增长 2.0%、医保基金县域内支出率增长 3.7%、住院费用实际报销比增长 0.1%、基层医疗卫生机构医保基金占比增长 0.3%、牵头医院出院患者三、四级手术比例增长 2.4%、骨干人员收入占比增长 1.4% 六个方面实现了增长;次均门急诊费用降低 2.2 个百分点、人均住院费用降低 1.8 个百分点、药占比降低 3.8 个百分点、医患纠纷总量降低 6.3 个百分点五个方面实现了降低,取得了患者、医务人员、医院、医保部门、党委政府五方都满意的效果。

充分发挥中医院医共体作用
以"小银针"助推"大健康"

安徽省滁州市明光市

近年来,安徽省滁州市明光市充分发挥紧密型县域医共体作用,大力实施中医药振兴发展重大工程,坚持以基层为重点,中西医并重,大胆改革创新,将全市基层中医药服务工作交由明光市中医院医共体牵头负责,以"小银针"助推"大健康",实现全市基层医疗卫生机构中医药服务全覆盖,基层医疗卫生机构中医药占比达到31.5%。

一、坚持中医药一盘棋思想,打好"组合拳"

(一) 抓好顶层设计

明光市委、市政府研究印发《关于加快推进中医药传承创新发展的工作意见》,将中医药工作纳入社会经济发展规划和卫生健康事业发展规划,并列入各部门目标考核;将创建省级区域康复中心、创建三级甲等中医院以及中医药人才培养、学科建设等纳入中医药传承创新发展十大专项行动。市医改委办公室出台了《明光市基层中医药适宜技术推广暨"银针行动"实施方案》,成立由分管副市长任组长,市卫生健康、财政、医保和市场监管等部门主要负责人任副组长的工作领导小组,统筹推进中医药工作;并明确全市基层中医药工作由市中医院牵头负责,不分医共体。2018年创成全国基层中医药工作先进单位;《基层中医药乘上"高铁快轨"》在《中国中医药报》头版刊登。

（二）抓政策资金保障

市财政每年从医改经费中拿出 200 万元，从预算中拿出 50 万元用于基层中医药适宜技术宣传、人才培养、设备购置、奖励补贴等。实施中医药服务医保政策，从医保基金总额预算中拿出 1 000 万元用于激励中医药适宜技术推广。制定了《基层医疗卫生机构中医药适宜技术按病种付费实施方案》，遴选 12 个中医药适宜技术病种实施按病种付费；调整按病种分组付费病种，将 22 个病种纳入中医药适宜技术特色门诊病种，将 16 个病种纳入非手术中西医综合诊疗病种和康复训练病种，确保中医药适宜技术在基层医疗卫生机构中快速推广。自 2020 年起，市卫生健康委每年拿出部分资金，通过"以奖代补"的形式鼓励基层推广应用中医药适宜技术。

（三）抓服务能力提升

明光市中医院是三级中医院、安徽省示范中医院，2013 年实施整体搬迁，2019 年完成二期扩建，现有建筑面积 10 万平方米，设置床位 800 张。目前，投资 3 亿元专项债券三期扩建项目正在实施。同时，市财政还投入 2.5 亿元对 3 家乡镇卫生院实施整体迁建，对 11 家卫生院进行改扩建；投入 796 万元完成 92 个村卫生室修缮（新建）工作，基层医疗卫生机构标准化率达 100%。投入 200 余万元，为乡镇卫生院、村卫生室配备牵引床、特定电磁波治疗仪（TDP）、针灸器械包等中医药诊疗设备。全市 17 家基层医疗卫生机构全部建成中医馆，能够开展 6 类以上中医药适宜技术。133 个村卫生室全部设置了中医诊疗室，能够开展 4 类以上中医药适宜技术。

二、强化中医药人才建设，培养"生力军"

（一）依托专家传帮带教

2019 年，国家针灸学会专家工作站和省针灸学会专家工作站分别落户明光市中医院。目前,市中医院拥有省级名中医工作室 2 个、省级基层名中医工作室 2 个,省级名老中医 1 人、名中医 1 人、基层名中医 3 人、皖东名医 1 人。医院定期邀请中国针灸学会、安徽省针灸学会专家和科普志愿者医师宣讲团定期到医院开展学术活动、查房和义诊等,实行传、帮、带、教,提升中医药服务能力。积极融入长三角城市群,明光市中医院与南京市中医院建立专科联盟,与安徽中医药大学附属医院建立医联体,与安徽医科大学第一附属医院在明光市中医院建立李平工作站。同时,与上海交通大学附属第一医院联合开展中西医结合术后镇痛及并发症科研课题。

(二)畅通人才培养渠道

实施农村订单定向培养和全科医师转岗培训,累计培养中医类别订单定向医学生 19 人、转岗培训 17 人。积极开展基层名老中医师带徒工作,鼓励民间中医药人员参加一技之长考试,支持在职人员参加中医药专业学历教育。明光市卫生健康委组织市中医院专家编印《基层中医药适宜技术》《基层中医药协定方手册》1 000 余册,发放到各级基层医疗卫生机构,方便基层医疗卫生机构医务人员学习中医药知识。

(三)丰富人才培训模式

以训促学、以赛促用。明光市中医院每年组织开展中医药适宜技术集中培训和跟班轮训,采取现场理论授课、操作演示和中医药适宜技术竞赛等形式,不断提升基层医疗卫生机构医务人员中医药服务能力。截至 2021 年底,已举办了两届基层中医药适宜技术竞赛。在新冠肺炎疫情防控期间,市中医院还利用社交软件,对全市基层医疗卫生机构全员开展中医药适宜技术理论知识网上培训,实现中医药适宜技术理论知识培训全覆盖。

三、加快中医药创新发展,创新"智能化"

在县域医共体中心药房的基础上,明光市在市中医院建立共享智慧中药房,实现中药饮片使用和中医药适宜技术应用"智能化"。

(一) 建平台

2020 年 5 月,启动"互联网 + 智慧中医药服务"一体化信息平台建设,实现与基层医疗卫生机构医院信息系统(HIS)的无缝对接。取消基层医疗卫生机构中药房,在市中医院建立共享智慧中药房,对中药饮片实行"六统一"管理,实现"智药"功能。同时,明光市还根据"银针行动"需求,开发了"智慧中医辅助诊疗平台",帮助指导基层开展中医药适宜技术,实现"智医"功能。

(二) 保质量

由市中医院牵头组织采购中药饮片,根据临床需求,采购四种不同质量品规,供临床医师和患者选择。共享智慧中药充分利用"智医、智药"和物流配送等功能,实现基层医疗卫生机构中医医师开方、审方、调剂、代煎、物流配送等全流程闭环管理。

(三) 重实效

智慧中医药服务一体化信息平台的建立调动了基层中医人员的积极性、提升了中医技术水平、保证了中药饮片质量、减少了人力运营成本、方便了老百姓看中医。自 2020 年 7 月智慧中药房运行以来,共接诊10 486 人次,会诊 334 人次,开出饮片处方 5 478 人次,代煎药 4 097 剂。

四、弘扬中医药文化,谱写"新篇章"

(一) 培植中医药土壤

明光市中医院成立中医文化社团,开通中医药信息网上交流平台,常态化开展"六进""冬病夏治"和端午香囊活动,每年举办"中医膏方节",大力宣传弘扬中医药文化。

（二）多种形式开展宣传

利用广播电视、报纸杂志、社交网络平台、电子显示屏等多种形式，宣传中医药防病知识、适宜技术应用和中医药健康饮食，扩大中医药社会影响力。

（三）建立科普基地

明光市中医院与安徽中医药大学联合开展明光地区中药资源普查，建立安徽省首个县级中药标本室，共展出本土中药标本400多种，供中小学生参观学习。市中医院设有中草药培植园和"望、闻、问、切"四个园林，常年开展"五禽戏、八段锦"教学。2021年，明光市中医院被安徽省卫生健康委、文化和旅游厅、中医药管理局评为安徽省中医药文化宣传教育基地建设单位。

注重发挥中医药优势
推动县域医共体高质量发展

河南省周口市沈丘县

河南省周口市沈丘县为深入学习贯彻习近平总书记关于中医药创新发展的重要指示精神,自觉扛起新时代传承创新发展中医药事业的使命,按照"抓重点、破难点、创亮点"的思路,扎实推进紧密型县域中医医共体的提质升级,着力构建优质高效的县域中医药服务体系。实现全县乡镇卫生院中医馆全覆盖,100 个行政村建成标准化的中医室,县域内基层医疗卫生机构中医药门急诊占比从 2018 年的 38.8% 提升到 2020 年的 57.8%。

一、坚持党建引领,凝聚发展合力

(一)实施"一把手工程"和坚持党建引领

成立县委书记任主任的紧密型县域医共体管理委员会,组建医共体管理中心、医管中心党委、医疗集团党委,定期召开医疗集团党委会议,坚持党建工作与业务工作同规划、同部署、同推进、同督促、同考核,并将考核结果融入基层党组织和个人绩效考核体系。

(二)实行医疗集团党委委员"分包制"制度

为推动医共体建设高质量发展,医疗集团落实党委委员"分包制",打造"一名党委委员、一个支部、一家成员单位"组团管理模式,形成强大的县域医共体建设合力。

二、发挥中医医共体优势，提升中医药服务能力

（一）构建中医医共体，完善"一办六部"运行机制

一是加大投入，构建中医医共体。投入 3 000 多万元，从硬件、政策、架构等方面协同发力，重点打造"以县中医医院为龙头、乡镇卫生院为枢纽、村卫生室为基础"的中医药医共体。中医院医共体成立 1 个公共卫生服务中心、1 个中医综合诊疗中心，创建 5 个急诊救治中心。**二是完善"一办六部"内部运行机制。**坚持"同标同质同行，共建共享共赢"，医疗健康服务集团成立"一办六部"（即党政办公室、运营管理部、健康促进部、中医药服务部、信息化服务部、医保管理部、财务审计部），集团内部实行"同标同质同行，共建共享共赢"一体化运行管理，有力推动分级诊疗制度实施。

（二）多措并举，全面提升县域中医药服务能力

一是落实财政补贴，助力中医人才下沉。县财政补贴 200 万元，聘请省级以上中医专家、知名老中医 20 余人到集团总医院坐诊；每人每年补助 3 万元返聘退休名老中医到县乡医院坐诊。**二是加强基层中医药服务体系建设。**全县 21 个乡镇卫生院中医馆实现全覆盖，建设特色经典中医诊疗中心 1 个、升级"治未病中心" 1 个，建成 100 个村中医室，打造"六乡十村"中医药特色诊疗样板。**三是"下挂帮扶""上派进修"提能力。**牵头医院组织 24 名中医专业技术人员"下挂帮扶"，乡镇卫生院选派 24 名中医专业技术人员"上派进修"，推动乡镇卫生院中医服务能力的迭代升级。

（三）发挥中医医共体优势，助力新冠肺炎疫情防控

疫情发生后，医疗健康服务集团迅速响应，第一时间派出专家组 6 个、专家 18 人，深入到乡镇卫生院指导疫情防控各项工作。配送 200

余万元防疫物资,助力疫情防控有力有序有效开展。认真落实新冠肺炎中医诊疗方案,免费为隔离点、卡点、封控村等群体配送中药汤剂 25万余袋,增强群众疾病防御能力。

三、改革医保支付方式,强化中医服务保障

(一)创新医保打包支付改革

充分发挥医保基金杠杆作用,健全医保支付制度和利益调控机制,按照"总额预算、季度预拨、结余留用、超支不补"的原则,将城乡居民医保基金 90% 打包拨付给医疗健康服务集团购买服务。对结余资金经考核后,按照县乡村 5∶3∶2 的比例分配使用。同时,构建了由县医保局、县卫生健康委、医疗健康服务集团和社会监督组成的多方位医保监管体系,有效防范和化解医保基金风险。

(二)强化医保支撑,提高中医药报销比例

充分发挥中医药"简、便、廉、验"的作用,大力推广中医技术和中药在基层的应用,扩大中医技术和中药纳入医保报补的范围,提高中医药报补比例,住院中医药治疗部分报补比例提高 5%。由县财政兜底,在 2个医疗集团牵头医院和"六乡十村"试点推行中医药门诊费用合规部分100% 报补。

四、打造县域医共体信息平台,创新智慧中医服务

(一)打造县域医共体信息平台,助力能力效率提升

利用省级云计算数据库,建设县域医共体信息平台,实现乡镇卫生院业务管理、诊疗服务、公共卫生服务、家庭签约服务数据县乡互联互通,一键生成电子健康档案业务,提高了基层医疗卫生服务能力和基层医务人员业务效率。

（二）创新中医智慧服务，提升群众获得感

县中医院与市中医院完成智慧中医信息系统对接，开展"一站三屏三中心"智慧中医服务。"一站"即辅助辨证工作站，从不同症状表现快速辨别出风寒证、风热证或暑湿证等具体证型，从而准确辨证施治；"三屏"即智慧屏、电脑屏、手机屏等"三屏互动"，形成健康服务紧密连接；"三中心"即中医智能体检中心、治未病健康管理中心、远程会诊辨证中心，实现智能望诊、问诊，随时分级体质指标，共享电子病历和智慧中医体检数据。发展"互联网＋医疗健康"服务，推动建立快捷、高效、智能的诊疗服务和全程、实时、互动的健康管理模式，让群众"就近看病、看得上病、看得好病"。

五、坚持宣传引导，不断打造中医药文化品牌

深入挖掘中医名人和中医文化，规划投资 3 500 万元，建设华佗中医文化主题公园、华佗国医馆；城市规划建设中医文化一条街，乡镇（街道）建设中医文化长廊，村文化广场、卫生室建设中医药文化墙。全面开展"两建三融四行动"，把提升健康素养作为增进全民健康的重要抓手。组建中医健康教育专家库，将 37 名经验丰富的健康教育专家纳入专家库，组建健康宣讲队 25 支，深入全县各级机关、乡镇、学校、企业、社区，弘扬中医药文化，普及中医药健康知识。先后开展巡讲 126 次，覆盖 93.08 万人次，培训家庭明白人 12 万人次，义诊 14 万人次，业务帮扶 1.6 万例，全县居民中医健康素养水平明显提升。